尘螨分类手册

崔玉宝　周　鹰　编著

科学出版社

北京

内 容 简 介

尘螨是引起哮喘、过敏性鼻炎、异位性皮炎和慢性荨麻疹等 I 型变态反应性疾病的主要因素。尘螨的生长与环境温度、湿度和光线关系密切。尘螨种类繁多，其鉴定依据显微镜下形态观察，需要长期经验积累。本书共分为十章，从尘螨形态特征到尘螨分类体系，再到尘螨分类鉴定程序，对羽螨总科、粉螨总科、食甜螨总科等孳生于屋尘中的常见种类形态特征、鉴定要点进行了描述，同时详述尘样采集方法与流程、尘螨分离与人工培养，以及标本制作与保存等。

本书可作为尘螨分类鉴定手册，帮助尘螨研究人员快速准确地鉴定螨种，也可作为蜱螨学、昆虫学、寄生虫学、预防医学等教学研究人员的工具书，可供变态反应科、呼吸科、皮肤科、儿科和检验科医生参考使用。

图书在版编目（CIP）数据

尘螨分类手册 / 崔玉宝，周鹰编著.—北京：科学出版社，2023.6
ISBN 978-7-03-075830-9

Ⅰ. ①尘… Ⅱ. ①崔…②周… Ⅲ. ①螨病–本知识 Ⅳ. ①R757.3

中国国家版本馆 CIP 数据核字（2023）第 107062 号

责任编辑：康丽涛 / 责任校对：张小霞
责任印制：肖 兴 / 封面设计：吴朝洪

科学出版社 出版

北京东黄城根北街 16 号
邮政编码：100717
http://www.sciencep.com

北京九天鸿程印刷有限责任公司 印刷
科学出版社发行 各地新华书店经销

＊

2023 年 6 月第 一 版 开本：787×1092 1/16
2023 年 6 月第一次印刷 印张：13 1/4
字数：308 000

定价：80.00 元

（如有印装质量问题，我社负责调换）

前　言

数百年前，人们就知道接触屋尘可以引起哮喘发作。1956 年，Reindert Voorhorst 在荷兰莱顿大学医学研究中心开始呼吸道变态反应性疾病的临床和科研工作时，对屋尘变应原的来源非常感兴趣，并长期致力于研究屋尘变应原可能的生物学来源。1969 年，Voorhorst 等在《屋尘过敏与尘螨》(*House Dust Atopy and the House Dust Mite*) 一书序言中记述了尘螨的发现过程及其在哮喘中的作用。20 世纪 70 年代以后，"尘螨与哮喘"的关系逐渐为人们接受。

现已明确尘螨体、卵、粪及培养基等提取物均可诱导变态反应性疾病患者皮肤试验呈阳性，用免疫印迹法和放射交叉免疫电泳等技术检测到尘螨粗提浸液中有 30 多条与过敏性哮喘患者血清 IgE 发生结合的条带。全球有 10%～20%的人对尘螨过敏，且 50%以上的Ⅰ型变态反应性疾病由尘螨引起。因此，尘螨是室内最重要的过敏原之一，其主要危害是引起哮喘、过敏性鼻炎、异位性皮炎和慢性荨麻疹等Ⅰ型变态反应性疾病。

尘螨的生长与环境温度、湿度和光线有密切关系，纬度、季节、气候、降水量、海拔、沿海和内陆等地理因素均可影响尘螨分布、变应原含量；即使在同一地理位置，不同家庭的房屋位置、建筑年代、建筑材料、卧室朝向、产湿房间、居住人数、卫生习惯、家具设施等也会影响尘螨分布和变应原含量。因此，不同地区、不同气候条件下尘螨的种群数量及构成不同。

各地区优势螨种不同，引起变态反应性疾病的螨种亦不同；许多螨种变应原都有种特异性，当人们知道确切的致敏螨种时，就可以建立基于特异性 IgE 抗体检测的免疫学诊断技术。不同螨种对生长温度和湿度的要求不一样、人工培养基的组成不一样，引起变态反应的强度也不一样。在疾病治疗方面，种群密度随螨种和地区的不同而变化，这对选择尘螨最佳控制时间具有重要的作用。获得准确的分类学依据和有效的鉴定程序，可为研究人员了解某一生物物种提供便捷的方法。例如，研究某个螨种的变应原，就需要掌握尘螨分类学知识，各螨种是否有特定变应原，不同螨种分布和生物学的差异，以及螨种对人群的危害，如何控制由这些螨种引起的变态反应性疾病。

分类学是科学地识别、描述、定义某种生物的学科，有界、门、亚门、纲、亚纲、目、亚目、总科、科、属、种等分类阶元。尘螨一词，译自英文"house dust mites"，指孳生于居室地毯、床垫、沙发等家具和生活用品处积尘中的所有螨类。作为一种生物,尘螨种类命名按国际动物命名法则进行。螨类属于节肢动物门(Arthropoda)、有螯亚门(Cheliceriformes)、蛛形纲(Arachnida)、蜱螨亚纲(Acari)。蜱螨亚纲下设2总目6目,即寄螨总目(Parasitiformes)和真螨总目(Acariformes),前者包括节腹螨目(Opilioacarida)、巨螨目(Holothyrida)、蜱目(Ixodida)和中气门目(Mesostigmata)4目,后者包括绒螨目(Trombidiformes)和疥螨目(Sarcoptiformes)。 截至2015年2月3日,世界卫生组织(World Health Organization,WHO)和国际免疫学会联盟(International Union of Immunological Societies,IUIS)授权的变应原命名委员会网站(http://www.allergen.org/)已公布的螨种包括粗脚粉螨(*Acarus siro*)、热带无爪螨(*Blomia tropicalis*)、粉尘螨(*Dermatophagoides farinae*)、微角尘螨(*Dermatophagoides microceras*)、屋尘螨(*Dermatophagoides pteronyssinus*)、梅氏嗜霉螨(*Euroglyphus maynei*)、家食甜螨(*Glycyphagus domesticus*)、害嗜鳞螨(*Lepidoglyphus destructor*)、腐食酪螨(*Tyrophagus putrescentiae*)。因此,引起变态反应的螨种很多,但也不是所有的螨种均可致人体变态反应,如尚无文献报道跗线螨、中气门亚目螨类可为变应原。此外,许多与变态反应密切相关的螨种未被WHO/IUIS收录。

本书共分为十章。第一章尘螨形态特征,描述尘螨的共同形态、体躯划分、刚毛命名及毛序、足上刚毛及感棒命名、外生殖器等;第二章尘螨分类体系,按 Krantz 和 Walter(2009)的分类系统,列出蜱螨亚纲分类系统表,蜱螨亚纲总目、目和亚目的检索表;第三章尘螨分类鉴定程序,以检索表形式列出了尘螨生活史的形态特征,用树形图列出了大部分致敏螨种的鉴别要点。第四章至第九章分别对羽螨总科、粉螨总科、食甜螨总科、半疥螨总科、跗线螨总科、肉食螨总科孳生于屋尘中的常见种类形态特征、鉴定要点进行描述。第十章实验技术,详述尘样采集方法与流程、尘螨分离与人工培养及标本制作与保存。笔者编写本书的初衷是为研究人员提供一本尘螨分类鉴定手册,读者可依据书中的树形图、常见螨种形态图,快速准确地鉴定螨种。

在本书编写过程中,南京医科大学附属无锡人民医院袁存银、蔡芳芳,江南大学设计学院孟凡贵,东南大学医学院附属盐城医院赵盼雯、夏伟、易中权,江苏医药职业学院俞黎黎、张承伯、杨李等同志给予了许多帮助,在此一并表示衷心感谢!由于时间紧迫,书中难免有错漏之处,恳请同行批评指正。

崔玉宝

2022 年 7 月

目　录

第一章　尘螨形态特征···1

第二章　尘螨分类体系···11

第三章　尘螨分类鉴定程序···19

第四章　羽螨总科···37

第五章　粉螨总科···86

第六章　食甜螨总科···152

第七章　半疥螨总科···181

第八章　跗线螨总科···185

第九章　肉食螨总科···190

第十章　实验技术···194

参考文献··199

索引··205

第一章　尘螨形态特征

尘螨属于节肢动物门（Arthropoda）、蛛形纲（Arachnida）、蜱螨亚纲（Acari）的一类体型微小，体长 0.1～0.4mm，必须借助于放大镜和显微镜才能看清楚，多呈椭圆形或圆形。尽管与昆虫相近似，但仍有十分明显的区别，如昆虫躯体可明显地分为头、胸和腹三部分，而尘螨最显著的特征就是分节减少，头胸和腹部的界限不能分开，蜘蛛、尘螨、昆虫三者的区别如下（图 1-1）。

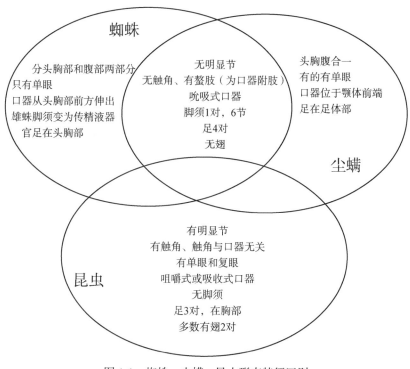

图 1-1　蜘蛛、尘螨、昆虫形态特征区别

尘螨体躯以围颚沟（circumcapitular furrow）为界分为颚体（gnathosoma）和躯体（idiosoma）两部分。颚体呈卵圆形，位于体躯前端部分，相当于昆虫的头部，所以也称为"假头"，由 1 对螯肢、1 对须肢及其下方的口下板（hypostoma）组成。颚体以后的部分为躯体，分为足体（podosoma）和末体（opisthosoma），足体是具有 4 对足部分，末体是第 4 对足以后的部分。足体含前 2 对足的部分叫前足体（propodosoma），含后 2 对足的部分叫后足体（metapodosoma）。整个螨体分为前半体（propodosoma）和后半体（hysterosoma），前半体包括颚体、前足体，后半体包括后足体和末体。有些螨种，前足体和后足体之间有一条清晰的横沟，叫分颈沟（sejugal furrow）或分颈缝（sejugal suture），也是前半体和后

半体的分界线（图 1-2）。

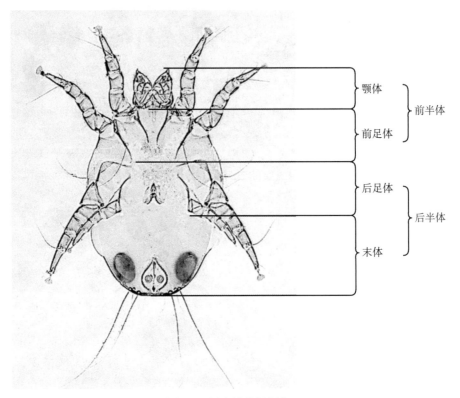

图 1-2 屋尘螨体躯划分

一、颚 体

颚体与昆虫的头部相似，位于躯体前端，由关节膜与躯体相连，所以活动自如，可以部分缩回躯体。脑并不在颚体内，而是在颚体后方的躯体中；眼通常也不在颚体上，如有眼时，则是在前足体的背方或背侧方。颚体基部是颚基（ gnathobase），背面为螯肢（ chelicera ）1 对，两侧为须肢（ pedipalp ）1 对，下面为口下板 1 块，上面为头盖（ epistoma ）1 块。不同螨种，这些结构形态有差异，故成为重要的分类学依据。前气门亚目颚体演化成刺吸动植物的工具，中气门亚目颚体演化成管状，雄螨螯肢变为传送精子至雌螨生殖孔的工具。

1. 螯肢

位于颚体背部，1 对，均由 3 节基节和两部分端节组成，与须肢同为取食器官。每一螯肢均两侧扁平，后端基节较大，前端延长的端节部分为螯钳（ chelae ），其背侧为定趾（ fixed digit ），腹侧为动趾（ movable digit ），定、动趾构成剪刀状造型（图 1-3）。在定趾的内面有一锥形距，其前面为上颚刺。

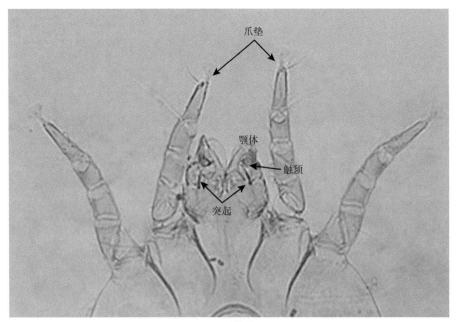

图 1-3　颚体前面观

螯肢是螨分类的依据之一，如厉螨（Laelaptidae）螯肢的定趾和动趾上有锯齿，皮刺螨（Dermanyssidae）螯肢为针状，恙螨定趾退化、动趾变为镰刀状，而叶螨螯肢左右基部融合成一个完整的针鞘（stylophore），该针鞘附有鞭状的口针（stylet），此针为动趾，可刺伤植物组织、吸取汁液。

螯钳有齿，有抓取和粉碎食物的功能。在中气门亚目（Mesostigmata）某些螨类，其雄螨动趾上有各种各样的突起，称为导精趾（spermatophoral process），能够把精包（spermatophore）移交给雌螨生殖孔。

2. 须肢

位于颚体侧腹部，1 对，通常由 3 节组成，其基节形成颚基，其余各节均为须肢的主体。须肢本身为感觉器官，具有趋触毛（thigmotropic hair），因为抓取食物演化成为取食器官，还可以在取食后清洁螯肢。须肢形状因种类而不同，其节数、各节刚毛数、形状及排列等均为分类的依据。节腹螨目、中气门目、蜱目的须肢（palp）由转节（trochanter）、腿节（femur）、膝节（genu）、胫节（tibia）、跗节（tarsus）及趾节（aptotele）组成，但跗节常退化，残存为爪或毛。而前气门亚目和甲螨亚目须肢的趾节完全消失，前气门亚目和隐气门亚目须肢一般为 5 节或由更少节数组成。

3. 口下板

位于颚体中央下方，一般被螯肢和须肢覆盖。口下板基部有特殊排列的毛。

4. 头盖

位于颚体中央背面，为覆盖颚体的膜状物，无色透明，需要在相差显微镜下观察。头盖形状因种而异，多数头盖前缘呈弧状，或前缘有锯齿状突起，或中央突出呈针状，或中央凹陷。

二、躯　体

尘螨躯体头胸腹合而为一，具有昆虫头部、胸部和腹部的某些功能。其形状多样，营自由生活的无气门股螨类常为长卵圆形或亚圆形，而营寄生生活的大多数前气门亚目螨类则多狭长，适宜于寄生在毛孔（如蠕形螨科）、羽管（羽管螨科）及螨瘿（瘿螨科）等场所。

Grandjean 在 1933～1947 年发表了系列论文，建立起了螨类刚毛的通用命名系统，提出的假说现已经得到证实，即刚毛在个体发育过程中是按顺序增加的。通过微分干涉显微镜、扫描电镜等进行观察，现已经能够将第二若螨肛板上高度变化的结构与第一若螨、第三若螨的刚毛对应起来。而且，通过冷冻扫描电镜技术（scanning electron microscope cryoputtering technique）使活螨在液氮中瞬时冷冻，可以在近乎自然的状态下，观察到螨虫后半体尾弯部（caudal bend）的重要部位，包括刚毛（seta）、杯形托（cupule）和末体侧腺（latero-opisthosomal gland）等（图 1-4）。这样就使我们能够推断体节的边界。

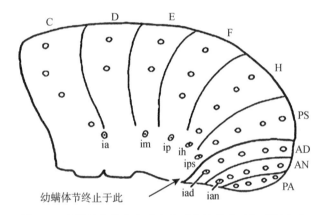

图 1-4　真螨目个体发生过程中后半体体节及杯形托命名
C、D、E、F、H、PS、AD、AN、PA 为后半体体节；ia、im、ip、ih、ips、iad、ian 为杯形托

无气门股螨类前背板（prodorsum）刚毛的最大数量是 4 对，即"顶部的（verticals）"（vi、ve）和"胛部的（scapulars）"（sci、sce），并在整个个体发育过程中均存在。幼螨具有 6 个后半体体节（C、D、E、F、H 和 PS），其上的最大单独毛序为 4、2、2、3、4 和 4 对（图 1-5），每个体节均有 1 对杯形托。每次蜕皮时，在肛侧添加一段体节，该体节含有 4 对刚毛和 1 对杯形托。在幼螨体节，假肛（pseudanal）体节（PS）位于肛门两侧。尽管在任何时间点的体节添加都可能被缩减，这要看特定螨类情况，最完整的发育过程如下：在第一若螨阶段，体节 PS 被一个新的体节所替代，即包围着肛门并带有 4 对刚毛的肛侧体节（AD）；在第二若螨阶段，在肛侧部位添加了肛门体节（AN），其上带有 4 对刚毛；在第三若螨阶段，添加的肛周体节（PA）有 4 对刚毛。在体节形成以后，幼螨每个龄期每个体节都要出现一个单独的杯形托，分别形成杯形托 ips、iad 和 ian（分属 PS、AD、AN 体节），在肛周体节未观察到有杯形托形成，推测它们是先天性存在。

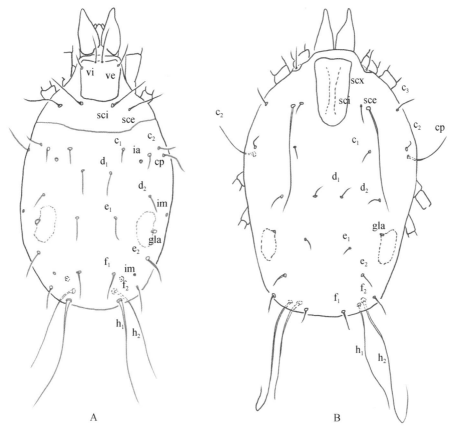

图 1-5　尘螨背面刚毛命名

A. 粉螨科；B. 麦食螨科。刚毛 p_1 和 p_2 位于假肛门体节，gla 位于侧腹的腺体；sci 为胛内毛；sce 为胛外毛；scx 为基节上毛；
ve 为顶外毛；vi 为顶内毛

　　在现有的螨种中，位于生殖部位的生殖乳突或生殖盘和刚毛无法归于特定的体节。生殖乳突的最大数量是 3 对，幼螨期则没有，在第一若螨阶段有 1 对，在第二若螨阶段有 2 对，在第三若螨和成螨阶段有 3 对。在每个龄期生殖刚毛数量都要增加，在第二若螨阶段之初添加了 1 对侧殖毛。先天性的基节刚毛数量，如 Grandjean（1934b）所显示的甲螨亚目那样，每个基节有 4 对；已确认这些刚毛都是在个体发育过程中增加的。

1. 背面

　　躯体背面（dorsal surface）具有不明显的分节或有分节的痕迹，如粉螨科躯体可由一分颈沟分为前足体和后半体两部分；麦食螨科也有分颈沟，但没有粉螨科明显；食甜螨科、嗜渣螨科和果螨科螨类，则没有上述分颈沟。狭螨属和尾囊螨属中，躯体后缘膨大成叶状。

　　前半体背面是前背板。无气门股螨类背部最前面的结构是一对螯肢，尽管在某些螨种如麦食螨亚科（Pyroglyphinae），螯肢部分被前半体覆盖，即头盖。许多无气门股螨类有前背板，它比周围的角质区还硬，通常为卵形或近似矩形，并有非常漂亮的刻纹。前背部刚毛一般分布在前背板周围，食甜螨总科和粉螨总科的前背板有 4 对刚毛。最前部的是顶内毛（internal verticals，vi），位于前背板的前部或中央。侧位（lateral）是顶外毛（external verticals，ve）。垂直线后是胛毛（scapular seta）。麦食螨科（Pyroglyphidae）胛毛一般比较长，尤其是尘螨亚科（Dermatophagoidinae），但是其胛内毛短而细，除了翎螨亚科的胛内毛可能长而粗。麦食螨科只有 2~3 对前背毛，其顶内毛和顶外毛均缺如，除了翎螨亚科仍有顶内毛，这是鉴别该亚科的重要依据之一。

前背板与第 1 对足之间的基节上毛（supracoxal seta，scx）不是前背部刚毛，但是显微镜下可见其起源于前背板侧缘。许多种粉螨科类螨（Acaroidea）均可见基节上毛，因为其有纤细的分枝和刺。

分颈沟后的后半体上有许多刚毛，分别命名为 c、d、e、f、h、p 和 ad，p 和 ad 位置在腹侧。麦食螨科有 4 对 c 刚毛，c_1 位于中央，c_2 位于 c_1 的前外侧（anteriolateral），c_3 在足Ⅲ的腹前侧，cp 位于 c_3 的后方。背毛 d 系列由 2 对刚毛组成，d_1 几乎位于后半体中间，d_2 位于 d_1 之后，与 c_2 几乎垂直。许多麦食螨有后半体板，尤其是雄螨，其后半体板上有类似于前背板的刻纹，从刚毛 d_2 周围起始至末体尾缘（caudal margin of the opisthosoma）。尘螨亚科雄螨的后半体板最大，雌螨后半体板小甚至缺如。e 和 f 分别由 2 对和 1 对刚毛组成，e_2 和 f_2 位于后外侧（posteriolaterally），在末体侧腺（gla）开口后方，而 e_1 居中；在 d_1 中间部分、d_1 后方，麦食螨科和粉螨科末体尾缘有 3 对非常长的 h 刚毛，起始于腹侧，位于肛门后方。h_1 刚毛总是很小，刺毛状，位于 h 系列刚毛最中间部位，在肛门的后侧方。在 h 系列刚毛前腹侧面是假肛门（pseudanal）刚毛 p 或称 ps，麦食螨有 2 对 p 刚毛：靠前的为 p_3，位于肛门前侧边缘；p_2 位于后侧。

2. 腹面

真螨目的基节（coxa，cx）与腹面（ventral surface）融合在一起形成基片（epimera）或基节内突（epimeres）。基片Ⅰ邻近基片Ⅱ，而基片Ⅲ邻近基片Ⅳ，基片Ⅰ、Ⅱ和基片Ⅲ、Ⅳ中间有距离。基片上见有孔状刻纹，由骨化区表成界线，称作表皮内突（apodemata）。许多疥螨目（Sarcoptiformes）表皮内突发展成基节板（epimeral plate）前缘的主要组成部分，就像甲螨一样没有完全覆盖基片（图 1-6）。麦食螨基节板Ⅰ、Ⅲ和Ⅳ各有刚毛 1 根，但基节板Ⅱ没有刚毛。麦食螨成螨生殖器（genitalia）位于基片Ⅲ和Ⅳ中间，在生殖器前、后各有刚毛 1 对，在生殖器前方或侧方有一对生殖乳突。生殖器的后方有一纵向肛缝。

3. 毛序

绝大多数螨体的每根刚毛和其他毛样感觉结构都已命名。常用刚毛名字的缩写，如 vi 是顶内毛（internal vertical）的缩写。在许多蜱螨学文献中，通常采用拉丁语描述刚毛的名字，如 *setae verticals internae*。也有部分螨类刚毛太多，无法命名，但是大多数螨类，如无气门股刚毛数量相对较少，容易识别和计数。这些结构的排列、命名，在生活史的各个时期发育形成，不同种、属、科间的同源性，称作毛序（chaetotaxy）。刚毛具有不同形状、长短和图案纹饰，为显微镜下鉴定螨种提供了非常方便的标识，是分类鉴定的重要依据之一。因此，对于从事分类学工作的研究人员来说，刚毛的命名具有重要意义。

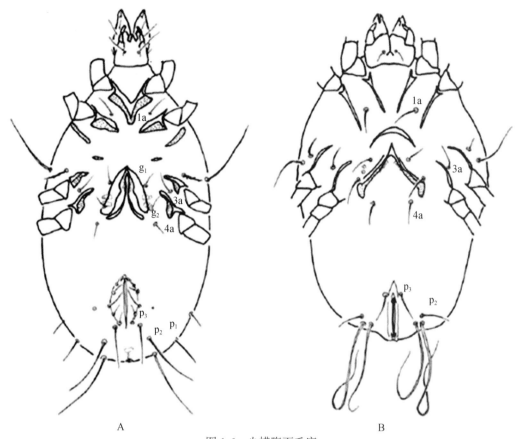

图 1-6 尘螨腹面毛序

A. 粉螨科雌螨；B. 麦食螨科雌螨。1a 为基节板 I 上的刚毛；3a、4a 分别为基节板 III、IV 上的刚毛；g_1、g_2 为生殖刚毛；
$p_{1\sim3}$ 为假肛刚毛

因为分类实际工作的需要，不同学者会对自己感兴趣的螨类刚毛进行命名，因此刚毛的命名有多种不同的体系，初学者在阅读以往文献时容易混淆。近年来，学术界努力明确真螨目（Acariformes）刚毛的同源性，包括前气门目（Prostigmata）和疥螨亚目（Sarcoptiformes），后者又包括甲螨目（Oribatida）和无气门股（Astigmata）。中气门亚目（Mesostigmata）与真螨目刚毛的命名完全不同。Griffiths 等（1990）建立了同时用于无气门股（Astigmata）和甲螨目（Oribatida）的刚毛命名体系，试图探讨二者刚毛的同源性，此与二者共同的进化起源一致。

在生活史的不同时期，螨体的毛序不同。其中，幼螨刚毛最少，其次是若螨，最后是成螨。因此，变态之后各种刚毛出现了，这些现象的发展过程称为毛序进化。螨类躯体分区及外部形态描述均参考成螨毛节，因为对成螨形态了解得最多。许多螨种的记述始于成螨标本，而对其余各龄期没有记述。

三、足、足上刚毛及感棒

成螨和若螨有 4 对足，幼螨有 3 对足，但植食性的瘿螨成螨只有 2 对足。无气门股螨类每足均由 6 段节片组成。第 1 段为基节，与螨体腹侧面融合，融合部分称为基片或基节板（图 1-6）。基片骨化的边缘为表皮内突。第 2 段为转节，大部分无气门股转节较短，近似于锥体形。第 3 段为腿节，最长或者第 2 长的节片。第 4 段为膝节，通常比较短，接下来是胫节和跗节。跗节上有许多顶端结构，称为端跗节（pretarsus），有 1 只爪或多只爪，并有垫状爪垫（pad-like pulvillus）。

足上每节片均有一定数量刚毛和其他毛样结构（图 1-7）。感棒是中空、钝头结构，在高倍显微镜下可见许多同心环包绕着，位于足远端（distal segment）背面及须肢。细小的芥毛（famulus，ε）仅存在于足 I 跗节。跗节上许多刚毛形成了小刺（spine）。像螨类躯体一样，随着龄期增长，足每个节片的刚毛数量增加。在麦食螨（Pyroglyphidae）第 3 若螨（tritonymphs）

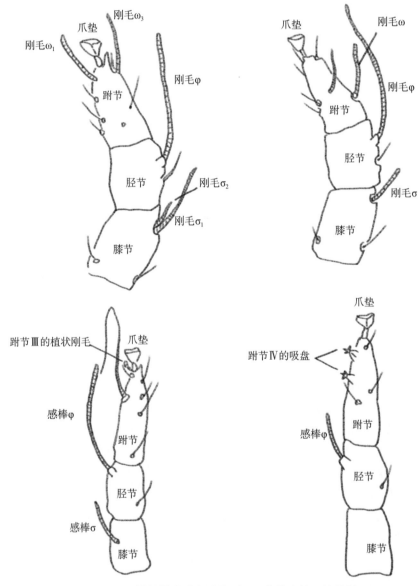

图 1-7　屋尘螨雄螨附肢末端的刚毛、分节和第二性特征

和成螨的足Ⅰ跗节有1根芥毛、2～3根感棒（solenidion，ω_1、ω_2和ω_3）和8根正常的刚毛。跗节Ⅱ上有1根感棒和8根刚毛，跗节Ⅲ有6根刚毛，跗节Ⅳ有5根刚毛。所有胫节都有1根感棒和1根刚毛。膝节Ⅰ有2根感棒和2根刚毛，膝节Ⅱ有1根感棒和1根刚毛，膝节Ⅲ只有1根感棒，膝节Ⅳ没有刚毛或感棒。腿节Ⅰ和Ⅱ都有1根感棒和1根刚毛，腿节Ⅲ和Ⅳ既没有感棒也没有刚毛。转节Ⅰ～Ⅲ都有1根感棒和1根刚毛，只有转节既无感棒也无刚毛。

四、外生殖器

许多节肢动物的生殖器是重要的分类依据之一，螨类也不例外。

1. 雌螨

无气门股（Astigmata）雌螨外生殖器（genitalia）有两个开口（图1-8），前方一个为外阴（vulva），在足Ⅲ、Ⅳ之间，为产卵部位；后方一个为交配时的受精部位（inseminated during copulation），该孔非常小，即使在显微镜下也不易看见，位置偏离肛缝末端，现在已知其为交配囊（bursa copulatrix），偶见有小乳突。骨化的囊导管（ductus bursae），当然也有未骨化的如奥氏尘螨（*Dermatophagoides aureliani*），引导精子进入受精囊（receptaculum seminis），为精子储存部位。雌螨生殖器形态结构是尘螨属（*Dermatophagoides*）种类鉴别的重要依据。

雌螨外生殖器前方的开口称为产卵孔（oviporus），由前面骨片组成的结构称为前殖板（epigynium），形状像倒过来的字母"U"，后面像倒过来的字母"Y"，整个外阴似"U"或"V"形。外阴侧缘为孔状刻纹的骨化区域，某些麦食螨有中缝。前殖板和外阴形态有助于分类学鉴定。

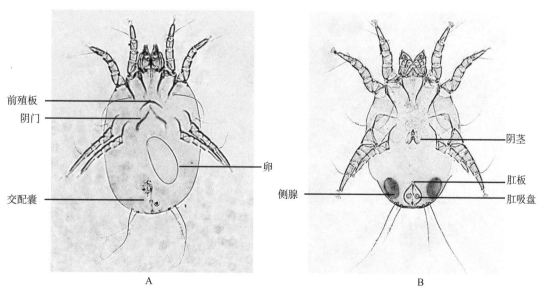

图1-8　光学显微镜（光镜）下屋尘螨雌螨（A）和雄螨（B）腹面观（100×）

2. 雄螨

麦食螨（*Pyroglyphids*）阴茎周围有表皮包绕，没有使用时部分倒转，交配时直立伸出。雄螨阴茎长、柔弱，在两片传输骨片（transmission sclerite）间向后伸出。阴茎基部有椭圆形或者倒"V"形的多孔板。阴茎前方为生殖乳突。阴茎在分类学上具有一定的价值，不同螨种其形状不一样。尘螨属（*Dermatophagoides* spp.）雄螨阴茎在种类鉴定中的价值比不上其雌螨受精囊，部分原因是很难看见其形状，除非标本中的阴茎完全外翻。

第二章　尘螨分类体系

螨类属于节肢动物门（Arthropoda）、有螯亚门（Cheliceriformes）、蛛形纲（Arachnida）、蜱螨亚纲（Acari），据估计地球上的螨类有 540 000～1 132 000 种（Walter and Proctor, 1999），目前已记述和正式命名的有 45 000 种。在节肢动物门内除昆虫纲外，蜱螨应当是生物多样性最丰富的种群。

按照 Krantz（1978）的分类系统，蜱螨亚纲下设三个目，即节腹螨目（Opilioacarida）、真螨目（Acariformes）、寄螨目（Parasitiformes）。节腹螨目是一小群体积较大且类似长腿蜘蛛的螨类。寄螨目包括蜱亚目、中气门亚目和巨螨目。真螨目包括前气门亚目、隐气门亚目和无气门亚目。

尘螨一词，译自英文"house dust mites"，指孳生于居室地毯、床、纺织品和家具等处积尘中的螨类，常见种类为无气门股（Astigmata）、麦食螨科（Pyroglyphidae）的屋尘螨（*Dermatophagoides pteronyssinus*）、粉尘螨（*Dermatophagoides farinae*）和梅氏嗜霉螨（*Euroglyphus maynei*）。狭义上的尘螨系指麦食螨科螨类。根据世界各地报道的检出率及孳生数量，垫螨科（Echimyopodidae）的热带无爪螨（*Blomia tropicalis*）为热带和亚热带地区的优势螨种，食甜螨科（Glycyphagidae）食甜螨属（*Glycyphagus*）和嗜鳞螨属（*Lepidoglyphus*）在温带地区农村屋舍内孳生数量较多，这些螨种以往多见于储藏食物、谷物、麦秸、中药材、中成药等，称为储藏物螨类（storage mites）。陆联高（1979）称其为"仓贮螨类"，简称"仓螨"。从房舍尘埃中检出的螨类有 100 种以上，隶属于无气门股、前气门亚目、中气门亚目和隐气门亚目，尽管我们仍然将其统称为尘螨，但检出的螨种既包括麦食螨，也包括仓储物螨类。国外近年采用"住家螨类（domestic mites）"一词合并尘螨和储藏物螨类。为尊重读者的习惯，本书仍然沿用"尘螨"一词泛指屋尘中孳生的所有螨类。

已记述的 45 000 个螨种均有学名（scientific name），该学名由两个拉丁字或拉丁化的字所组成。前面一个字是该螨种的属名，后面一个字是种本名，如微角尘螨学名为 *Dermatophagoides microceras*。属名用主格单数名词，第一个字母要大写；后面的种本名用形容词或名词等，第一个字母不需要大写。这种复合命名叫作双名法（binomial nomenclature），由 Linnaeus 在 1758 年第 10 版 *Systema Naturae* 中提出，也是官方记录的动物命名来源。双名法在一定程度上改变了早期动物命名的混乱状态，比如同一生物有多个名字。

本书采用 Krantz 和 Walter（2009）的分类系统，在蜱螨亚纲下设 2 总目 6 目 125 总科，即寄螨总目和真螨总目。与 Krantz（1978）、Evans（1992）等分类体系相比，该系统在寄螨总目下设节腹螨目，这是因为节腹螨目更接近于寄螨总目螨类，而与其他高级分类阶元关系远；三殖板股（Trigynaspidina）仍然作为一个单独的股，保留在中气门目下，但是对应的单殖板股（Monogynaspidine）派生自早期的绥螨亚目（Sejida）。在真螨总目内，将并系的内气门亚目（Endeostigmatan）部分成员并入到绒螨目（Trombidiformes），其他成员仍然列入疥螨目（Sarcoptiformes）。研究显示，无气门股是单系发生，起源于甲螨亚目（Oribatida），但是甲螨是多系发生，因此如果将甲螨处理为一个自然分类单位，它应当包括无气门。因此，将以前的甲螨目降格为亚目，将无气门目降格为无气门股，置于甲螨亚目、甲螨总股（Desmonomatides）下；以前将寄殖螨亚目（Parasitengona）和跗线螨亚目（Tarsonemina）作为单独的亚目，本书将其作为股（Cohort），分别隶属于大赤螨总股（Anystides）和异气门总股（Eleutherengonides），其起源可以追溯至三叠纪（Triassic Period）。该系统将股作为一种比较高级的分类阶元，用于目和科水平之间。总股、股和亚股名字后缀分别为-ides、-ina 和-ae。

蜱螨亚纲分类系统

亚纲 蜱螨亚纲（Acari）

　寄螨总目（Parasitiformes）

　　节腹螨目（Opilioacarida）

　　　　　节腹螨总科（Opilioacaroidea）

　　巨螨目（Holothyrida）

　　　　　巨螨总科（Holothyroidea）

　　蜱目（Ixodida）

　　　　蜱总科（Ixodoidea）

　　中气门目（Mesostigmata）

　　　绥螨亚目（Sejida）

　　　　　绥螨总科（Sejoidea）

　　　三殖板亚目（Trigynaspida）

　　　　梭巨螨股（Cercomegistina）

　　　　　梭巨螨总科（Cercomegistoidea）

　　　　角螨股（Antennophorina）

　　　　　角螨总科（Antennophoroidea）

　　　　　黑面螨总科（Celaenopsoidea）

　　　　　费螨总科（Fedrizzioidea）

　　　　　巨寄螨总科（Megisthanoidea）

　　　　　步甲螨总科（Parantennuloidea）

　　　　　继螨总科（Aenictequoidea）

　　　单殖板亚目（Monogynaspida）

　　　　小雌螨股（Microgyniina）

　　　　　小雌螨总科（Microgynioidea）

　　　　海姿螨股（Heatherellina）

　　　　　海姿螨总科（Heatherelloidea）

　　　　尾足螨股（Uropodina）

　　　　　尾足螨亚股（Uropodiae）

　　　　　　滨岲螨总科（Thinozerconoidea）

多盾螨总科（Polyaspidoidea）

尾足螨总科（Uropodoidea）

糙尾足螨总科（Trachyuropodoidea）

箭毛螨亚股（Diarthrophalliae）

箭毛螨总科（Diarthrophalloidea）

异岬螨股（Heterozerconina）

异岬螨总科（Heterozerconoidea）

革螨股（Gamasina）

表刻螨亚股（Epicriiae）

表刻螨总科（Epicrioidea）

岬螨总科（Zeroconoidea）

狭螨亚股（Arctacariae）

狭螨总科（Arctacaroidea）

寄螨亚股（Parasitiae，或 Parasitina，或 Neotocospermata）

寄螨总科（Parasitoidea）

皮刺螨亚股（Dermanyssiae，或 Dermanyssina，或 Neopodospermata）

维螨总科（Veigaioidea）

胭螨总科（Rhodacaroidea）

真蚒螨总科（Eviphidoidea）

囊螨总科（Ascoidea）

植绥螨总科（Phytoseioidea）

皮刺螨总科（Dermanyssoidea）

真螨总目（Acariformes）

绒螨目（Trombidiformes）

跳螨亚目（Sphaerolichida）

球螨总科（Lordalycoidea）

跳螨总科（Sphaerolichoidea）

前气门亚目（Prostigmata）

携卵螨总股（Labidostomatides）

携卵螨总科（Labidostomatoidea）

真总螨总股（Eupodides）

吸螨总科（Bdelloidea）

海螨总科（Halacaroidea）

真足螨总科（Eupodoidea）

镰螯螨总科（Tydeoidea）

瘿螨总科（Eriophyoidea）

大赤螨总股（Anystides）

大赤螨股（Anystina）

盲蛛螨总科（Caeculoidea）

阿德螨总科（Adamystoidea）

大赤螨总科（Anystoidea）

副镰螯螨总科（Paratydeoidea）

桃土螨总科（Pomerantzioidea）

寄殖螨股（Parasitengonina）

赤螨亚股（Erythraiae）

陷口螨总科（Calyptostomatoidea）

赤螨总科（Erythraeoidea）

绒螨亚股（Trombidiae）

下长绒螨总科（Tanaupodoidea）

奇泽螨总科（Chyzerioidea）

绒螨总科（Trombidioidea）

恙螨总科（Trombiculoidea）

水螨亚股（Hydrachnidiae）

盾水螨总科（Hydryphantoidea）

邹喙螨总科（Eylaoidea）

溪螨总科（Hydrovolzioidea）

水螨总科（Hydrachnoidea）

腺水螨总科（Lebertioidea）

湿螨总科（Hygrobatoidea）

雄尾螨总科（Arrenuroidea）

阴绒螨亚股（Stygothrombiae）

阴绒螨总科（Stygothrombidioidea）

海殖螨总股（Eleutherengonides）

缝颚螨股（Raphignathina）

肉螨总科（Myobioidea）

蝎螨总科（Pterygosomatoidea）

缝颚螨总科（Raphignathoidea）

叶螨总科（Tetranychoidea）

肉食螨总科（Cheyletoidea）

异气门股（Heterostigmatina）

跗螯螨总科（Tarsocheyloidea）

异肉食螨总科（Heterocheyloidea）

长头螨总科（Dolichocyboidea）

微轮螨总科（Trochometridioidea）

盾螨总科（Scutacaroidea）

矮蒲螨总科（Pygmephoroidea）

跗线螨总科（Tarsonemoidea）

疥螨目（Sarcoptiformes）

内气门亚目（Endeostigmata）

阿里螨股（Alycina）

阿里螨总科（Alycoidea）

线美螨股（Nematalycina）

线美螨总科（Nematalycoidea）

喜螨股（Terpnacarina）

　　奥赫螨总科（Oehserchestoidea）

　　喜螨总科（Terpnacaroidea）

无爪螨股（Alicorhagiina）

　　无爪螨总科（Alicorhagioidea）

甲螨亚目（Oribatida）

古甲螨总股（Palaeosomatides 或 Palaeosomata）

　　棘甲螨总科（Acaronychoidea）

　　古甲螨总科（Palaeacaroidea）

　　栉甲螨总科（Ctenacaroidea）

窝关节甲螨总股（Enarthronotides 或 Enarthronota）

　　短甲螨总科（Brachychthonioidea）

　　奇缝甲螨总科（Atopochthonioidea）

　　缝甲螨总科（Hypochthonioidea）

　　原卷甲螨总科（Protoplophoroidea）

　　异缝甲螨总科（Heterochthonioidea）

类缝甲螨总股（Parhyposomatides 或 Parhyposomata）

　　类缝甲螨总科（Parhypochthonioidea）

混居甲螨总股（Mixonomatides 或 Mixonomata）

　　新缝甲螨总科（Nehypochthonioidea）

　　新罗甲螨总科（Eulohmannioidea）

　　全罗甲螨总科（Perlohmannioidea）

　　上罗甲螨总科（Epilohmannioidea）

　　无角罗甲螨总科（Collohmannioidea）

　　新卷甲螨总科（Euphthiracaroidea）

　　卷甲螨总科（Phthiracaroidea）

甲螨总股（Desmonomatides 和 Desmonomata）

惰甲螨股（Nothrina）

　　扁甲螨总科（Crotonioidea）

短孔甲螨股（Brachypylina）

　　小赫甲螨总科（Hermannielloidea）

　　新滑甲螨总科（Neoliodoidea）

　　迭蜕甲螨总科（Plateremaeoidea）

　　鹿甲螨总科（Damaeoidea）

　　藓甲螨总科（Cepheoidea）

　　多翼甲螨总科（Polyptcrozetoidea）

　　小棱甲螨总科（Microzetoidea）

　　美甲螨总科（Ameroidea）

　　龙骨足甲螨总科（Eremaeoidea）

　　剑甲螨总科（Gustavioidea）

　　步甲螨总科（Carabodoidea）

奥甲螨总科（Oppioidea）

顶藓甲螨总科（Tectocepheoidea）

水棱甲螨总科（Hydrozetoidea）

滨甲螨总科（Ameronothroidea）

卷边甲螨总科（Cymbaeremaeoidea）

龙足棱甲螨总科（Eremaeozetoidea）

扇沙甲螨总科（Licneremaeoidea）

尖前翼甲螨总科（Phenopelopoidea）

角翼甲螨总科（Achipterioidea）

小甲螨总科（Oribatelloidea）

山足甲螨总科（Oripodoidea）

尖棱甲螨总科（Ceratozetoidea）

大翼甲螨总科（Galumnoidea）

无气门股（Astigmatina 或 Astigmata）

裂甜螨总科（Schizoglyphoidea）

薄口螨总科（Histiostomatoidea）

寄甲螨总科（Canestrinioidea）

半疥螨总科（Hemisarcoptoidea）

食甜螨总科（Glycyphagoidea）

粉螨总科（Acaroidea）

下恒螨总科（Hypoderatoidea）

翅螨总科（Pterolichoidea）

羽螨总科（Analgoidea）

疥螨总科（Sarcoptoidea）

蜱螨亚纲总目、目和亚目的检索表

1a.	基节Ⅱ后方有 1～4 对背侧或腹侧的气孔，基节游离，可以移动；足Ⅱ～Ⅳ具有围足节缝，跗节Ⅰ亚末端背部有聚集的感棒。	寄螨总目（Parasitiformes）
1b.	基节Ⅱ后方无可见气孔。足基节常与足体腹面愈合形成基腹板；足Ⅱ～Ⅳ没有围足节缝和切割器官，跗节Ⅰ末端和亚末端处背面有稀疏配对的刚毛。	真螨总目（Acariformes）
2a.	须肢跗节有 1 或 2 只端爪，基节Ⅲ水平后方有 4 对背侧方气门；肛门位于终端；转节Ⅲ和Ⅳ分成 2 片。	节腹螨目（Opilioacarida）
2b.	须肢跗节没有端爪，在内基底面有爪样结构；末体基节Ⅰ～Ⅲ侧部或基节Ⅳ后方有 1 对腹外侧气门；肛门位于腹部或腹部近顶处；转节Ⅲ和Ⅳ完整。	3
3a.	下颚体的口下板变形为有倒齿的刺器但没有颚角；须肢跗节无爪；气门位于基节Ⅳ之后，或基节Ⅱ～Ⅲ之间的侧面，每个气门被一气门板包围，没有长形的气门沟；跗节Ⅰ亚端部背面有感觉器官（哈氏器，Haller's organ），有一个深的凹点，前方有凹陷小窝，内生许多感觉毛。	蜱目（Ixodida）
3b.	口下板有颚角、刚毛或柔韧的颚角；须肢跗节有叉状趾节爪；末体气门常有长形气门沟延伸至前部；跗节Ⅰ背部没有明显的哈氏器，最多有一个凹点或凹窝。	4

4a. 下颚体腹面至少有 5 对刚毛（不包括颚角），胸叉缺如或者由一对胸叉丝组成；成螨肛瓣至少有 2 对刚毛；螯肢基部为柔软的角质层；无口上板。	巨螨目（Holothyrida）
4b. 下颚体腹面最多有 4 对刚毛（不包括颚角）；一般有胸叉，其基部有 1~2 根胸叉丝，该结构在某些寄生螨类退化或缺如；成螨肛瓣无毛，或最多有毛 1 对；螯肢基部为骨环，头盖通常覆盖颚体。	中气门目（Mesostigmata）—5
5a. 产卵孔为生殖板覆盖，一般有刚毛 0~1 对，偶见有 4 或 5 对刚毛；第二若螨和成螨足 IV 最多有刚毛 18 根；无刚毛 av_4、pv_4 和腹间骨片。	单殖板亚目（Monogynaspida）
5b. 产卵孔为一大的生殖板覆盖，其上有刚毛 6 根或更多，很少有 2 或 4 根刚毛；产卵孔或为 2~4 块生殖板或其残骸覆盖；第二若螨和成螨足 IV 最少有刚毛 20 根；一般有刚毛 av_4 和 pv_4，但是在新带雌螨科（Neotenogyniidae）某些螨类缺如，在原巨螨科某些螨类纤细；基跗节和端跗节间腹面通常有骨片。	6
6a. 产卵孔为一大的生殖板覆盖，有 6 根或更多的刚毛，很少是 2~4 根刚毛，生殖板前方缺口或切迹；螯肢无疣。	绥螨亚目（Sejida）
6b. 产卵孔为 2~4 块生殖板覆盖（包括 2 块侧殖板、1 块中殖板，偶见 1 块胸殖板），这些生殖板可有不同程度联结或减少；中殖板裸露，近似三角形，但是常缺如或与其他结构融合；每块侧殖板有 1 至多根刚毛，游离或向后与腹部融合或在内部相互融合；螯肢动趾内侧或终端有枝状、刷状或丝状赘生物。	三殖板亚目（Trigynaspida）
7a. 螯肢很少呈钳状，定趾退化或消失，动趾延伸成钩状、刀状、针状、短剑样结构。螯肢基部有时在内侧融合；须肢简单，有时退化成拇指爪状，有时缺如；下颚体无助螯器，至少足 II 和足 III 步行器具 2 侧爪，爪间突呈垫样或放射样，着生有黏毛或偶见爪或吸盘；末体无成对的侧腺；末体刚毛 c 列常有 2 对刚毛（c_1~c_2），很少有 3 对或更多鞭毛；气门 1 对，开口于螯肢基部或前背板前方，气门沟背面位于螯肢基部或前背板前缘。	绒螨目（Trombidiformes）—8
7b. 螯肢呈典型钳状，通常呈齿状，很少呈尖状或针状；螯肢基部分开；须肢简单，从来没有拇指爪状突起；下颚体常有助螯器或假助螯器，足 I~IV 常有 1 或 3 爪，双爪罕见；爪间突呈爪样或吸盘样，从来不呈垫样，偶见放射样；末体有数对侧腺，末体刚毛 c 列常有 3~4 对刚毛或更多毛；无气管系统，即使有气管系统也只是起自足基部，或是位于足或躯体某部的短气管；气门和气门沟绝对不位于螯肢基部或前背板。	疥螨目（Sarcoptiformes）—9
8a. 气门 1 对，开口于两螯肢基部或前背板，瘿螨总科、长须螨科、长头螨总科某些螨类无前背板；前背板常有 4 对或更少的刚毛，偶有多毛，有时有 1~2 对感觉器；螯肢很少呈钳状，只有携卵螨科、莓螨科、吸螨科呈钳状，定趾呈鞘状或完全退化；基节区连续，足 II~III 基节区分开。	前气门亚目（Prostigmata）
8b. 无呼吸系统；前背板有 3 或 6 对刚毛，包括丝状感毛，有时位于感觉毛窝内如跳螨科；螯肢为具齿的钳，基节区连续。	跳螨亚目（Sphaerolichida）
9a. 体小，柔软，最多有一个明显的前背板；成螨有生殖瓣但并未骨化；足跗节有不成对的爪间突爪，简单或放射状，成对的侧爪有时缺如；末体无侧腺，刚毛短、分枝典型，楔形、树突状或星形；椭圆形或球形螨一般具 5~6 对前背刚毛，少许螨种背部多毛，其中 1~2 对位于感觉窝内；长形或蠕虫状螨，后者常为球形，通常有退化的前背毛，无感器窝，有时含不成对的喙毛。	内气门亚目（Endeostigmata）
9b. 螨体大小不等，具有明显的前背或完全骨化的前背板，躯体骨化程度高；前背有 6 对或更少的刚毛，其中 0~1 为感器窝毛；生殖瓣骨化程度高或者缺如；足跗节有不成对爪间突爪，该爪间突爪不呈放射状，或退化成爪垫，或者缺如；末体具侧腺，刚毛长并具有不同修饰，但很少分枝。	10

10a. 前背板除刚毛外，无专门的感觉器官；生殖孔暴露或为生殖盖部分覆盖，生殖孔呈倒 "V"、"U" 或 "Y" 形，成螨有 2 对生殖乳突或不同程度退化、修饰；生殖孔没有明显的板；躯体常轻度骨化，足基部的基节板发育不良或轻度形成；足前跗节有爪间突爪和肉盘，或前跗节呈吸盘样、真正的成对爪缺如；寄生螨足前跗节Ⅲ～Ⅳ修饰或缺如；须肢多分 2 节，偶见 3 节；雄螨成螨具有骨化完全的阳茎，均具有杯形肛侧吸盘。	甲螨亚目无气门股（suborder Oribatida，cohort Astigmatina）
10b. 前背板具有一对起自感觉窝的刚毛或蛊毛（假气门器官）；生殖孔为成对炸弹舱样生殖瓣覆盖，成螨有 3 对生殖孔突；生殖孔或为成对骨化生殖瓣覆盖；成螨躯体骨化完全，足基部基节板发育良好；足前跗节常有成对真实的爪，爪具有中等大小爪间突（三趾）或只有爪间突（单趾），偶见双趾；无寄生形式，前跗节Ⅲ～Ⅳ通常没有明显修饰；须肢常分 5 节，偶见 2～4 节；雄螨成螨无骨化阳茎，无肛吸盘。	除无气门股的甲螨亚目（Oribatida，excluding Astimatina）

第三章　尘螨分类鉴定程序

从屋尘中分离出来的螨类有 100 多种，主要隶属于节肢动物门（Arthropoda）、有螯肢亚门（Chelicerata）、蛛形纲（Arachnida）、真螨总目（Acariformes）、疥螨目（Sarcoptiformes）、甲螨亚目（Oribatida）、甲螨总股（Desmonomatides）、无气门股（Astigmata）。

在食甜螨总科（Glycyphagoidea）、粉螨总科（Acaroidea）和羽螨总科（Analgoidea）3 个总科中发现许多螨种具有致敏性。尘螨生活史包括 6 个阶段：卵、前幼螨、幼螨、第一若螨（前若螨）、第二若螨（移动若螨）、第三若螨（后若螨）和成螨。食甜螨总科和粉螨总科没有前幼螨阶段，但是可能有第二若螨阶段，第二若螨以活动的或是不活动的休眠体的形式存在，麦食螨科没有第二若螨阶段。

尘螨生活史主要特点

1. 无附肢或附肢退化，通常包括在前若螨角质层内 ············**不动休眠体**（或异态第二若螨）
   有发达的附肢 ··· 2
2. 有 3 对足，某些分类群有基节杆 ··**幼螨**
   有 4 对足，无基节杆 ··· 3
3. 螯肢和须肢退化为两对附肢；无口；躯体后端腹侧表面有一簇吸盘 **能动休眠体**（或异态第二若螨）
   螯肢和须肢发育正常；有口；身体后端腹侧表面无吸盘 ··································· 4
4. 有一对生殖乳突，以及一个发育不完全的生殖孔 ·······························**第一若螨**
   有两对生殖乳突 ··· 5
5. 有生殖乳突以及发育不完全的生殖孔；无生殖褶 ·······························**第三若螨**
   有生殖褶 ··· 6
6. 生殖褶通常较长，生殖孔由一个或两个生殖板覆盖；躯体后缘的交配囊孔 ···········**雌螨**
   生殖褶较短；生殖器（阳茎）由一系列角质骨片支持 ·································**雄螨**

各科成螨形态特征

1. 须肢，远端扁平；其中一根螯肢通常有锯齿形边；躯体腹侧面有 4 对环状角质生殖乳突；生殖乳突通常较大，也未缘于共同沟（common furrow），不与生殖孔直接相关 ·····**薄口螨科（Histiostomatidae）**
   ···**[同义词：食菌螨科（Anoetidae）]**
   须肢无显著扁平远端；螯肢带螯；躯体腹侧面无突出的环状角质生殖乳突；生殖乳突不存在，或显著退化，或存在（2 对），直接与生殖孔相关 ··· 2
2. 雌雄螨都无顶毛（或有 1 对顶内毛）；在跗节 I 上，感棒 ω_1 移至该节的末端；前跗节有步行足柄（ambulacral stalk），螯间钳并入步行盘（ambulacral disc）内 ···············**麦食螨科（Pyroglyphidae）**
   不分性别都有 2 对顶毛（vertical setae）；在跗节 I 上，ω_1 源本节基部；肉质前跗节具有螯间钳，无步行足柄（ambulacral stalk）
3. 有一个颈背沟（dorsal sejugal furrow）[横沟（transverse groove）]，将前足体与后足体分开；成对的骨片将螯连接在跗节末端，骨片周围包裹着短垫状跗端节；当雌螨的跗端节被拉长时，爪会裂成两半 ···· 4

无划分前足体和后足体的横沟；爪插在肉质跗端节的末端，有时候通过 2 根细"腱"连接在跗节末端 ··· 6

4. 躯体表皮布满细小的皱纹或覆盖鳞片状的图案 ··························· 皱皮螨科（Suidasiidae）
   躯体表皮平滑，或在极罕见情况下有圆形小突起，无褶皱 ·· 5

5. 雌螨有爪间突分叉（雄螨有时候也有分叉）；雄螨的足Ⅲ膨大，末端是一个大而直的螯间钳和一根放大的刺状直刚毛，长度和形状与螯间钳相似 ······································ 脂螨科（Lardoglyphidae）
   雌雄两性都有简单的爪间突或无爪间突；雄螨足Ⅲ与足Ⅳ相似，或如果足Ⅲ膨大，则螯间钳弯曲，无形状与螯间钳类似的放大刚毛，跗节毛退化 ·································· 粉螨科（Acaridae）

6. 足Ⅰ表皮内突与表皮内突Ⅱ从内侧融合，从而使基节区Ⅰ闭合，两种性别皆如此
   ·· 果螨科（Carpoglypidae）
   足Ⅰ表皮内突未与表皮内突Ⅱ从内侧融合，基节区开放，两种性别皆如此 ················· 7

7. 雌螨生殖孔位于基节Ⅲ和基节Ⅳ之间，较大，由两个硬化板覆盖，硬化板后缘形成一个光滑的弓形弯曲；雄螨有显著的肛吸盘 ······································· 嗜渣螨科（Chortoglyphidse）
   雌螨的生殖板界限不清晰，生殖孔开口位于基节Ⅱ和基节Ⅲ之间；雄螨无肛吸盘（不包括PLⅧ）····· 8

8. 腹侧小头有突出的外横向条纹（transverse）和斜嵴（oblique ridges）······ 食甜螨科（Glycyphagidae）

9. 腹侧小头无外嵴；末体有一行较小且密集的微毛，在大多数侧毛基部之间延伸
   ·· 嗜湿螨科（Aëroglyphidae）

尘螨分类鉴定及图解

尘螨分类鉴定依据多个形态学特征，需要按照界、门、纲、目、科、属、种逐级列举出详细的分类要点。撰写这些分类要点需要熟练掌握各种螨形态特征，以及玻片标本制作方法和光学显微镜的使用方法。有时为了节省时间，为了更加适用，对特定生境中的螨种进行鉴定时，不需要同时应用所有的鉴别要点，因为在同一生境中，仅有数种优势螨，其数量庞大。

大多数的鉴别要点是用文字描述其特征，Wharton 和 Fain 等列举了麦食螨两亚科间的鉴别要点，Hughes 详细列出了储藏物螨类科、属、种的鉴别要点。为了避免学习许多蜱螨学知识，本书采用树形图（dendrogram format）形式列出了大部分致敏螨种图解式鉴别要点。图 3-1 为在生活史各时期鉴别麦食螨科、粉螨总科和食甜螨总科，适用于无气门股常见螨种的鉴别，包括卵、前幼螨、幼螨、若螨、移动期若螨、第三若螨、雄成螨、雌成螨，但是麦食螨生活史中没有休眠体时期；图 3-2 图解屋尘中常见麦食螨科螨种鉴别要点，根据雌螨背纹、腹部皮纹、刚毛等鉴别梅氏嗜霉螨、粉尘螨群和屋尘螨群等；图 3-3 图解常见尘螨分科鉴别要点，用于成螨时鉴别不同目（股）螨类，包括前气门目、中气门目、甲螨目、无气门股，用于鉴别前气门部分科螨类，如肉食螨科（Cheyletidae）、跗线螨科（Tarsonemidae），以及无气门股各科螨类，包括粉螨科、嗜渣螨科、食甜螨科和麦食螨科。屋室内嗜渣螨科只有 1 个种，即拱殖嗜渣螨（*Chortoglyphus arcuatus*）。根据图 3-3，可以鉴定粉螨科两个属，即粉螨属（*Acarus*）和食酪螨属（*Tyrophagus*）。图 3-4 图解屋尘中常见麦食螨亚科 3 种螨成螨鉴别要点，用于梅氏嗜霉螨、长裸尘螨和非洲休尘螨的鉴别；图 3-5 图解屋尘中常见尘螨亚科雌螨鉴别要点，马尘螨属常见间马尘螨、卡美马尘螨，尘

螨属分为粉尘螨群、奥氏尘螨群；图 3-6 图解屋尘中常见粉尘螨群雌螨鉴别要点，包括丝泊尘螨、微角尘螨和粉尘螨；图 3-7 图解屋尘中常见屋尘螨群雌螨鉴别要点，包括屋尘螨、伊氏尘螨；图 3-8 图解屋尘中常见奥氏尘螨群雌螨鉴别要点，包括奥氏尘螨、谢氏尘螨、卢氏尘螨、新热带尘螨和简尘螨等；图 3-9 图解屋尘中常见尘螨亚科雄螨鉴别要点，包括马尘螨属、多毛螨属、棕尘螨属、尘螨属等，可鉴别到种；图 3-10 图解屋尘中常见粉尘螨群雄螨鉴别要点；图 3-11 图解屋尘中常见奥氏尘螨簇雄螨鉴别要点；图 3-12 图解屋尘中常见食甜螨总科螨类鉴别要点。

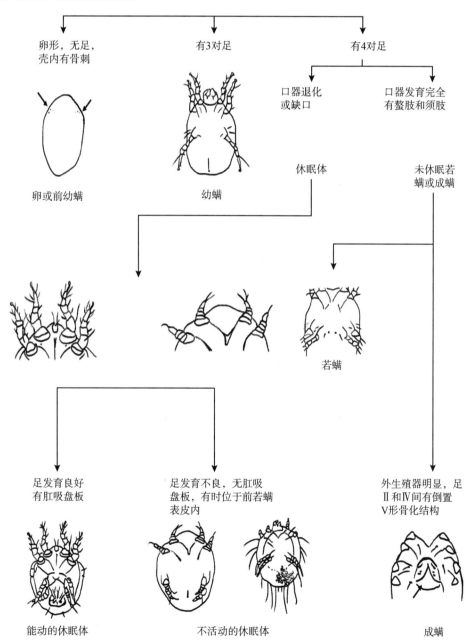

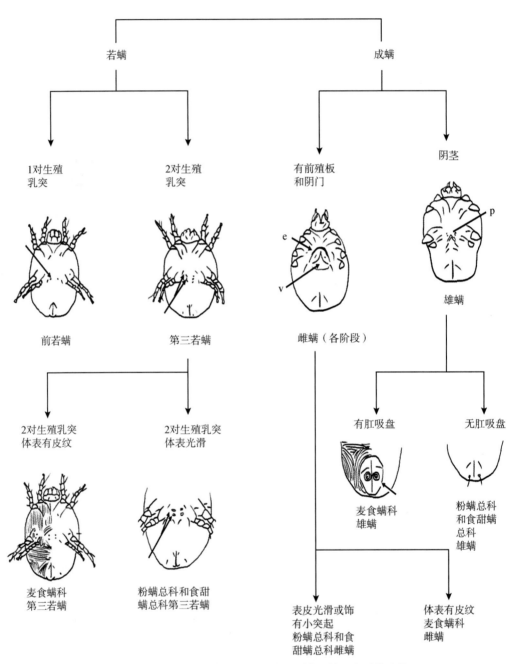

图 3-1　在生活史各时期鉴别麦食螨科、粉螨总科和食甜螨总科

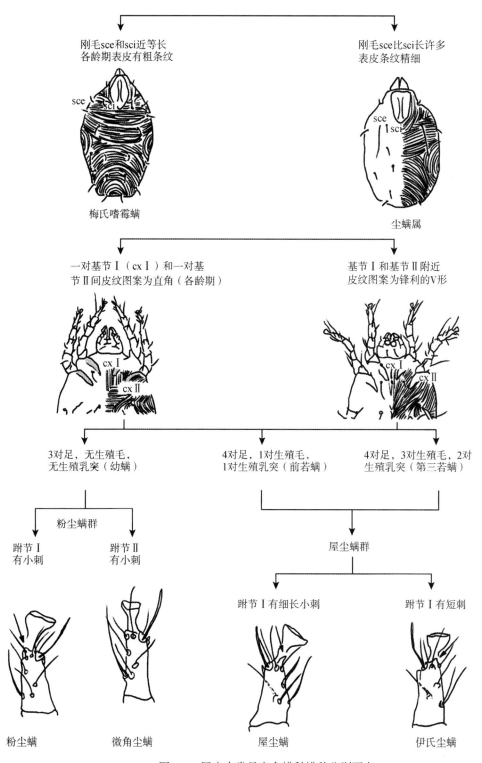

刚毛sce和sci近等长
各龄期表皮有粗条纹

梅氏嗜霉螨

刚毛sce比sci长许多
表皮条纹精细

尘螨属

一对基节Ⅰ（cxⅠ）和一对基
节Ⅱ间皮纹图案为直角（各龄期）

基节Ⅰ和基节Ⅱ附近
皮纹图案为锋利的V形

3对足，无生殖毛，
无生殖乳突（幼螨）

4对足，1对生殖毛，
1对生殖乳突（前若螨）

4对足，3对生殖毛，2对
生殖乳突（第三若螨）

粉尘螨群

跗节Ⅰ
有小刺

跗节Ⅱ
有小刺

屋尘螨群

跗节Ⅰ有细长小刺

跗节Ⅰ有短刺

粉尘螨

微角尘螨

屋尘螨

伊氏尘螨

图 3-2　屋尘中常见麦食螨科螨种鉴别要点

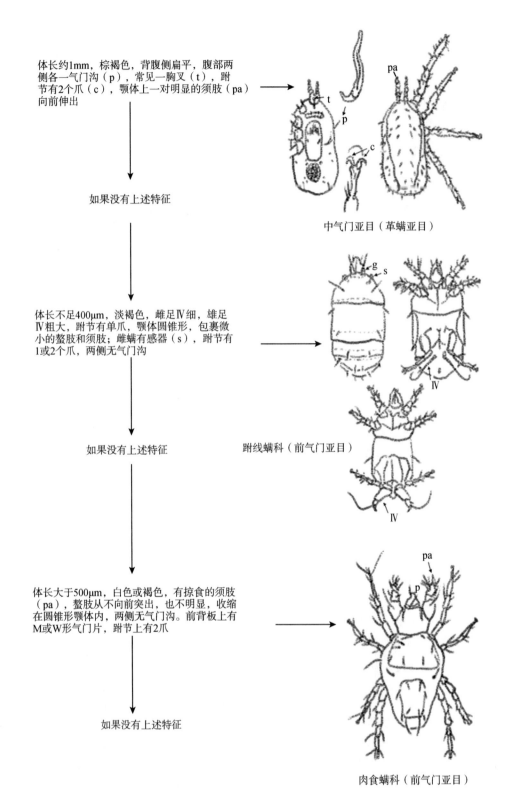

体长约1mm，棕褐色，背腹侧扁平，腹部两侧各一气门沟（p），常见一胸叉（t），跗节有2个爪（c），颚体上一对明显的须肢（pa）向前伸出

如果没有上述特征

中气门亚目（革螨亚目）

体长不足400μm，淡褐色，雌足Ⅳ细，雄足Ⅳ粗大，跗节有单爪，颚体圆锥形，包裹微小的螯肢和须肢；雌螨有感器（s），跗节有1或2个爪，两侧无气门沟

如果没有上述特征

跗线螨科（前气门亚目）

体长大于500μm，白色或褐色，有掠食的须肢（pa），螯肢从不向前突出，也不明显，收缩在圆锥形颚体内，两侧无气门沟。前背板上有M或W形气门片，跗节上有2爪

如果没有上述特征

肉食螨科（前气门亚目）

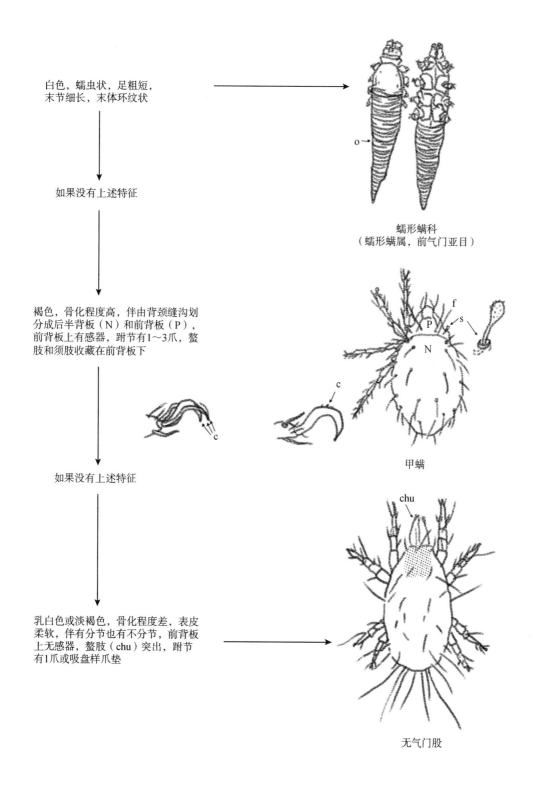

白色，蠕虫状，足粗短，末节细长，末体环纹状

如果没有上述特征

蠕形螨科
（蠕形螨属，前气门亚目）

褐色，骨化程度高，伴由背颈缝沟划分成后半背板（N）和前背板（P），前背板上有感器，跗节有1～3爪，螯肢和须肢收藏在前背板下

如果没有上述特征

甲螨

乳白色或淡褐色，骨化程度差，表皮柔软，伴有分节也有不分节，前背板上无感器，螯肢（chu）突出，跗节有1爪或吸盘样爪垫

无气门股

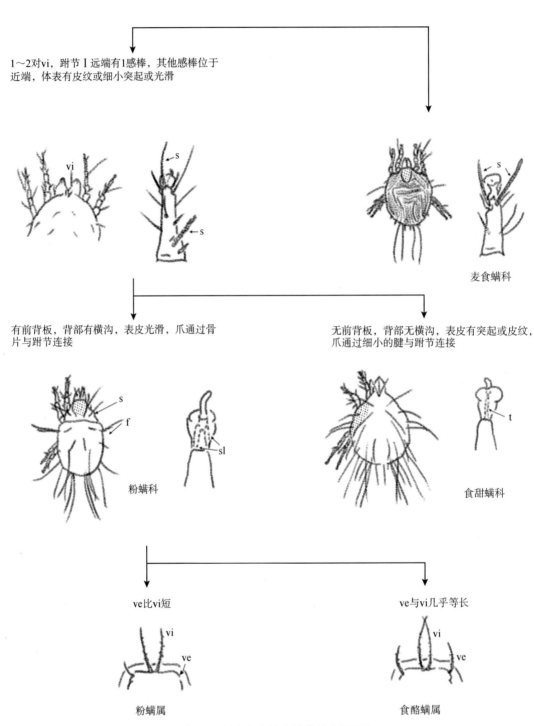

图 3-3　屋尘中常见尘螨分科鉴别要点

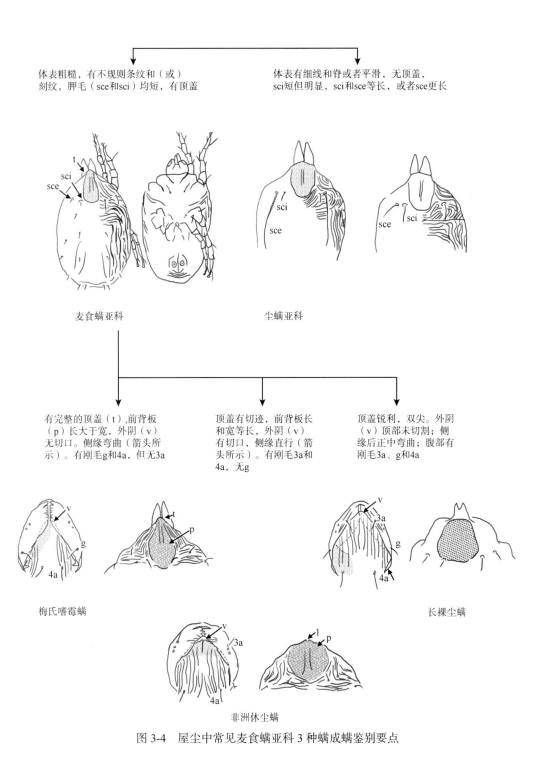

体表粗糙，有不规则条纹和（或）刻纹，胛毛（sce和sci）均短，有顶盖

体表有细线和脊或者平滑，无顶盖，sci短但明显，sci和sce等长，或者sce更长

麦食螨亚科

尘螨亚科

有完整的顶盖（t），前背板（p）长大于宽，外阴（v）无切口。侧缘弯曲（箭头所示）。有刚毛g和4a，但无3a

顶盖有切迹，前背板长和宽等长，外阴（v）有切口，侧缘直行（箭头所示）。有刚毛3a和4a，无g

顶盖锐利，双尖。外阴（v）顶部未切割；侧缘后正中弯曲；腹部有刚毛3a、g和4a

梅氏嗜霉螨

长裸尘螨

非洲休尘螨

图 3-4　屋尘中常见麦食螨亚科 3 种螨成螨鉴别要点

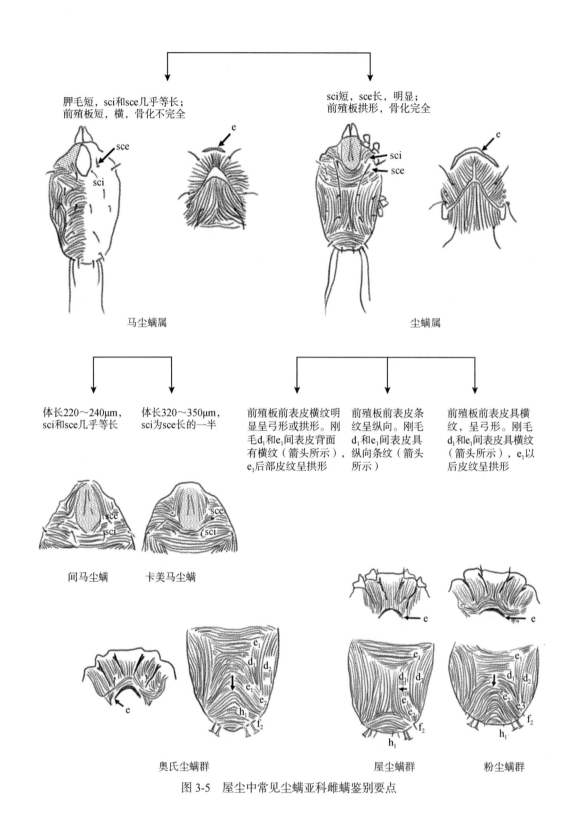

图 3-5　屋尘中常见尘螨亚科雌螨鉴别要点

体长250～310μm，前背
板长约是宽的2倍，跗节Ⅰ
和Ⅱ均有大的端刺（s），
交配囊粗大（大箭头所示），
骨化不明显，骨片前端圆滑。
生殖内突后端和刚毛4a根部
（a）间距离与两4a根部（g）
间距离的比例为1∶1.5～1∶2

体长400～420μm，前背
板长约是宽的1.5倍，跗节
Ⅰ有短的秃刺，跗节Ⅱ没
有刺，交配囊（大箭头所示），
邻近开口处（小箭头所示）骨
化不明显。生殖内突后端和刚
毛4a根部（a）距离与两4a根部
（g）间距离的比例为1∶3～1∶4

体长390～440μm，前背板
（p）长是宽的1.5倍左右，
跗节Ⅰ和Ⅱ均有大的端刺
（s），交配囊（大箭头所
示），邻近开口处（小箭头
所示）骨化明显，骨片指向
前端。生殖内突后端和刚毛
4a根部（a）间距离与两4a根
部（g）间距离的比例为
1∶2～1∶2.5

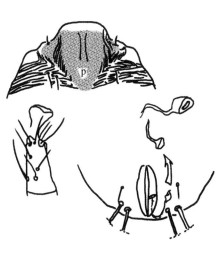

丝泊尘螨

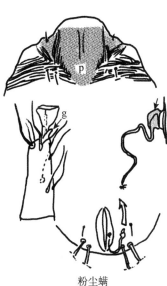

粉尘螨

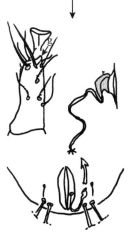

微角尘螨

图 3-6　屋尘中常见粉尘螨群雌螨鉴别要点

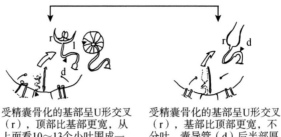

受精囊骨化的基部呈U形交叉（r），顶部比基部更宽，从上面看10～13个小叶围成一圈。囊导管（d）厚度均一

屋尘螨

受精囊骨化的基部呈U形交叉（r），基部比顶部更宽，不分叶。囊导管（d）后半部厚度是前半部厚度的2倍

伊氏尘螨

图3-7 屋尘中常见屋尘螨群雌螨鉴别要点

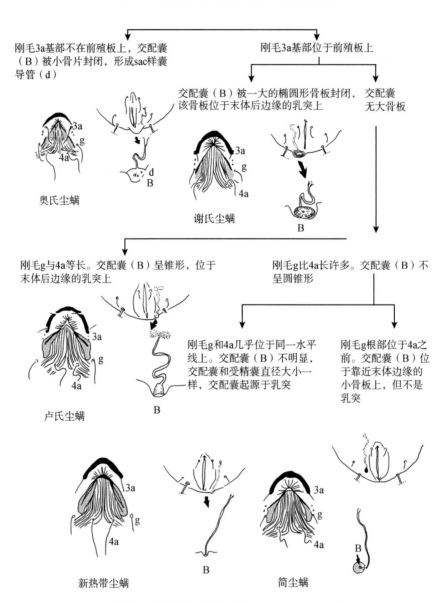

刚毛3a基部不在前殖板上，交配囊（B）被小骨片封闭，形成sac样囊导管（d）

刚毛3a基部位于前殖板上

交配囊（B）被一大的椭圆形骨板封闭，该骨板位于末体后边缘的乳突上

交配囊无大骨板

奥氏尘螨

谢氏尘螨

刚毛g与4a等长。交配囊（B）呈锥形，位于末体后边缘的乳突上

刚毛g比4a长许多。交配囊（B）不呈圆锥形

卢氏尘螨

刚毛g和4a几乎位于同一水平线上。交配囊（B）不明显，交配囊和受精囊直径大小一样，交配囊起源于乳突

刚毛g根部位于4a之前。交配囊（B）位于靠近末体边缘的小骨板上，但不是乳突

新热带尘螨

简尘螨

图3-8 屋尘中常见奥氏尘螨群雌螨鉴别要点

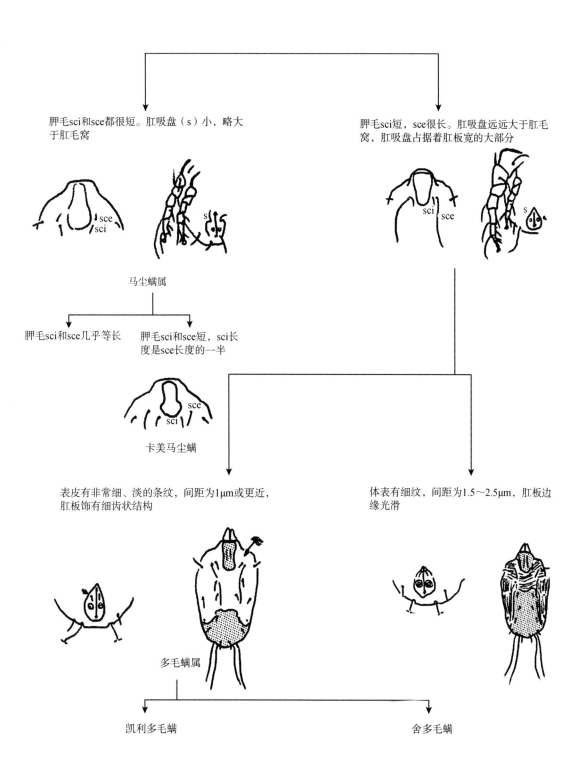

胛毛sci和sce都很短。肛吸盘（s）小，略大于肛毛窝

马尘螨属

胛毛sci和sce几乎等长

胛毛sci和sce短，sci长度是sce长度的一半

卡美马尘螨

胛毛sci短，sce很长。肛吸盘远远大于肛毛窝，肛吸盘占据着肛板宽的大部分

表皮有非常细、淡的条纹，间距为1μm或更近，肛板饰有细齿状结构

体表有细纹，间距为1.5～2.5μm，肛板边缘光滑

多毛螨属

凯利多毛螨

舍多毛螨

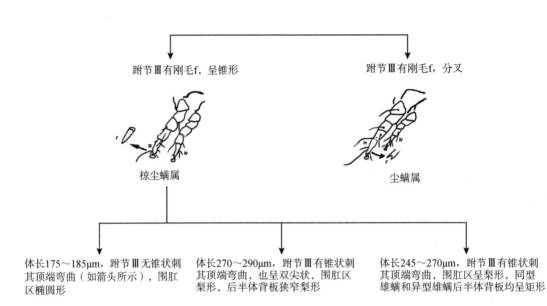

跗节Ⅲ有刚毛f，呈锥形　　　　　　　跗节Ⅲ有刚毛f，分叉

椂尘螨属　　　　　　　　　　　　　尘螨属

体长175～185μm，跗节Ⅲ无锥状刺　体长270～290μm，跗节Ⅲ有锥状刺　体长245～270μm，跗节Ⅲ有锥状刺
其顶端弯曲（如箭头所示），围肛　其顶端弯曲，也呈双尖状，围肛区　其顶端弯曲，围肛区呈梨形，同型
区椭圆形　　　　　　　　　　　　　梨形，后半体背板狭窄梨形　　　　雄螨和异型雄螨后半体背板均呈矩形

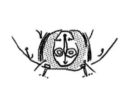
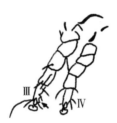
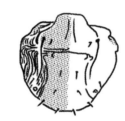
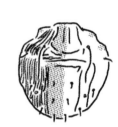

巴西椂尘螨　　　　　　　　　　　　　　　　　　　　　　　　　岩燕椂尘螨

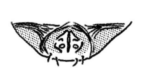
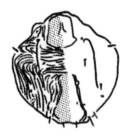
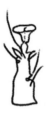

贝氏椂尘螨

尘螨群（雄螨）

后半体背板（H）长大于宽，延伸至刚毛c_1和d_1中点。刚毛4a退化，只剩下突起。表皮内突，Ⅱ和Ⅲ融合形成Y形结构（箭头所示）表皮内突Ⅰ未参加融合刚毛ps_2比肛板（a）长，且位于肛吸盘（s）后较远处

后半体背板（H）长和宽相等，延伸至e_1和d_1连接线上的点或略位于d_1前。刚毛4a虽然短，但未退化，表皮内突Ⅱ和Ⅲ没有融合。同型雄螨表皮内突Ⅰ融合形成Y形结构（箭头所示）。刚毛ps_2比肛板（a）短，且位于肛板侧方，与肛吸盘位于同一水平线

后半体背板（H）长大于宽，延伸至刚毛e_1和d_1连接线上的点，或略超过d_1前端。刚毛4a短，在$D.$ $aurelian$退化至只留下痕迹。异型雄螨和部分同型雄螨表皮内突Ⅰ融合形成X形。刚毛ps_2比肛板（a）长，且位于肛吸盘（s）后可见

屋尘螨群
（屋尘螨，伊氏尘螨）

粉尘螨群
（粉尘螨，微角尘螨，丝泊尘螨）

奥氏尘螨群
（奥氏尘螨，新热带尘螨，卢氏尘螨，谢氏尘螨，简尘螨）

足Ⅲ长是足Ⅳ的1.5倍，足Ⅲ股节粗是足Ⅳ的1.3倍，狭窄的骨化围肛区（P）环绕肛板（a）。环绕围肛区的皮纹向后延伸至ps_2根部

足Ⅲ长是足Ⅳ的1.6倍，足Ⅲ股节粗是足Ⅳ的1.8倍，骨化的围肛区（P）覆盖末体后方大部分，环绕围肛区的皮纹向后延伸至整个肛吸盘

 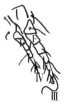

屋尘螨

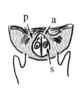 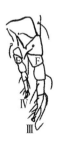

伊氏尘螨

图 3-9 屋尘中常见尘螨亚科雄螨鉴别要点

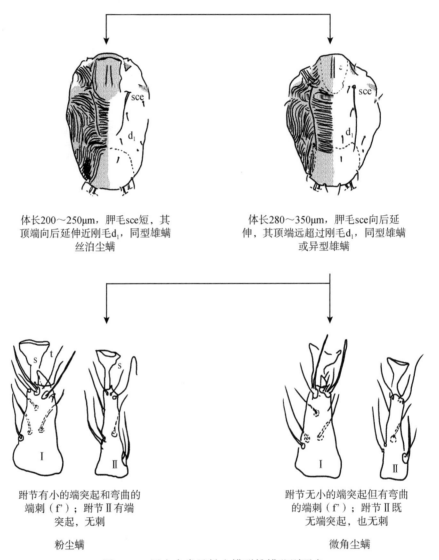

体长200~250μm，胛毛sce短，其
顶端向后延伸近刚毛d₁，同型雄螨
丝泊尘螨

体长280~350μm，胛毛sce向后延
伸，其顶端远超过刚毛d₁，同型雄螨
或异型雄螨

跗节有小的端突起和弯曲的
端刺（f'）；跗节Ⅱ有端
突起，无刺

粉尘螨

跗节无小的端突起但有弯曲
的端刺（f'）；跗节Ⅱ既
无端突起，也无刺

微角尘螨

图 3-10　屋尘中常见粉尘螨群雄螨鉴别要点

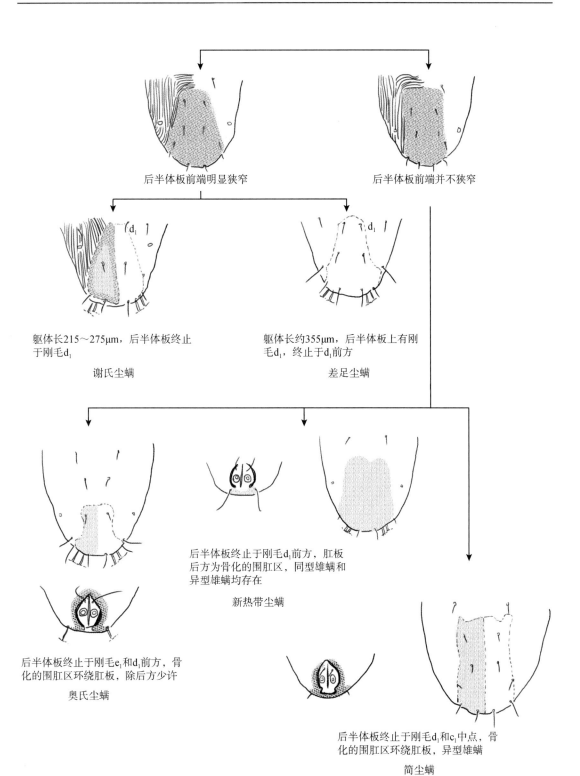

后半体板前端明显狭窄

后半体板前端并不狭窄

躯体长215～275μm，后半体板终止于刚毛d_1

谢氏尘螨

躯体长约355μm，后半体板上有刚毛d_1，终止于d_1前方

差足尘螨

后半体板终止于刚毛d_1前方，肛板后方为骨化的围肛区，同型雄螨和异型雄螨均存在

新热带尘螨

后半体板终止于刚毛e_1和d_1前方，骨化的围肛区环绕肛板，除后方少许

奥氏尘螨

后半体板终止于刚毛d_1和c_1中点，骨化的围肛区环绕肛板，异型雄螨

简尘螨

图 3-11 屋尘中常见奥氏尘螨簇雄螨鉴别要点

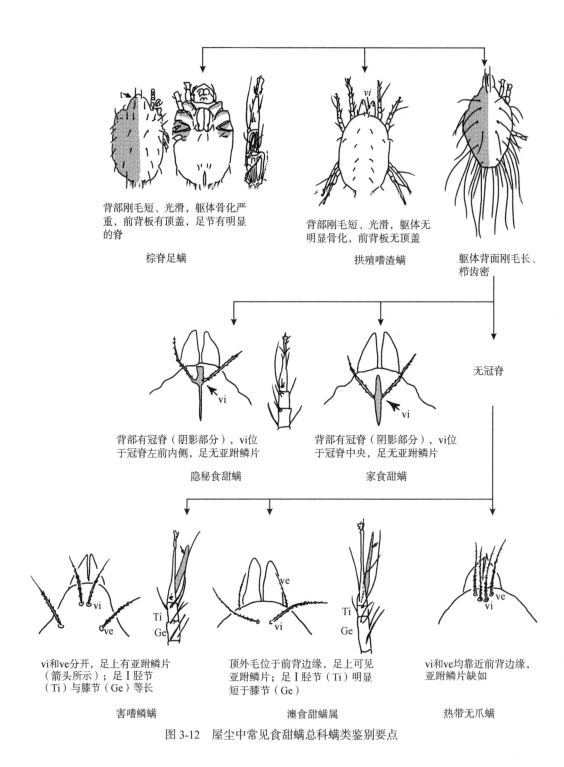

背部刚毛短、光滑，躯体骨化严重，前背板有顶盖，足节有明显的脊

棕脊足螨

背部刚毛短、光滑，躯体无明显骨化，前背板无顶盖

拱殖嗜渣螨

躯体背面刚毛长、栉齿密

无冠脊

背部有冠脊（阴影部分），vi位于冠脊左前内侧，足无亚跗鳞片

隐秘食甜螨

背部有冠脊（阴影部分），vi位于冠脊中央，足无亚跗鳞片

家食甜螨

vi和ve分开，足上有亚跗鳞片（箭头所示）；足I胫节（Ti）与膝节（Ge）等长

害嗜鳞螨

顶外毛位于前背边缘，足上可见亚跗鳞片；足I胫节（Ti）明显短于膝节（Ge）

澳食甜螨属

vi和ve均靠近前背边缘，亚跗鳞片缺如

热带无爪螨

图 3-12　屋尘中常见食甜螨总科螨类鉴别要点

第四章　羽螨总科

羽螨总科（Analgoidea）下设 18 个科，只有麦食螨科（Pyroglyphidae）中部分螨种是屋尘中常见的种类，未见文献记述屋尘中其他科螨类。

麦 食 螨 科

麦食螨科是自由生活的螨类，存在于鸟窝、啮齿类动物巢穴、屋尘样品、储藏物以及农业环境中。这些螨类食用巢内的动物碎屑或皮屑（皮肤鳞片），且已进化出了一些更典型的寄生类群。这个科的大多数螨类都是已被大家熟知的尘螨，因为它们出现在人类住房内。

麦食螨是体型较小的螨种，颜色发白；成螨躯体长度在 168μm（间马尘螨）至 585μm（*Onychalges longitarsus*）之间。躯体通常为卵形，两边平行以及具有宽圆形前缘和后缘。表皮硬化程度不定：某些亚科或属的角质几乎完全硬化，无真条纹（true striation），而其他亚科或属的角质较软且有条纹，在这种情况下，背板不发达。这些螨类在形态上表现出寄生性痒螨股（Psoroptidia）的特征，尤其是以下器官的退化：足Ⅳ（尤其是雄螨）、背板（主要是后半体）、交配吸盘（发育不全或退化，只有硬化小环）、跗爪（dorsal shields）（只有小中轴）。另一方面，麦食螨科器官退化已经领先于宿主侵入，好似有一个预适应期。退化涉及躯体和足部趋化性。通常无顶毛，因此胛毛（sce、sci）是第一对，位于最前侧。麦食螨科的典型特征是无顶外毛；而仅 *Paralgopsis* 属（Paralgopsinae 亚科）的成员有顶内毛。胛外毛较长，或多或少，与胛内毛一样。雌螨的肛区只有 2 对刚毛（ps_2、ps_3），而粉螨科雌螨有 5～6 对这样的刚毛。麦食螨的跗节Ⅰ和Ⅱ上有 8 根刚毛，胫节Ⅰ和Ⅱ上各 1 根，而在粉螨科中，跗节Ⅰ和Ⅱ上分别有 13 和 12 根跗毛，而胫节Ⅰ和Ⅱ上有 2 根胫毛（tibial）。此外，跗节Ⅰ上的感棒（solenidia）ω_1 的根向迁移似乎是麦食螨科的典型特征。因此，感棒 ω_1 和 ω_3 位于该跗节的顶端，彼此靠近。芥毛是一种短刺，位于感棒 ω_1 附近。

麦食螨科包括 5 亚科 19 属 47 种。5 亚科分别为翎螨亚科（Paralgopsinae）、爪雀螨亚科（Onychalginae）、古尘螨亚科（Guatemalichinae）、麦食螨亚科（Pyroglyphinae）和尘螨亚科（Dermatophagoidinae）。

幼螨的主要特点

1. 有 3 对足 ⋯⋯⋯⋯⋯⋯⋯⋯⋯⋯⋯⋯⋯⋯⋯⋯⋯⋯⋯⋯⋯⋯⋯⋯⋯⋯⋯⋯⋯⋯ 幼螨

　有 4 对足，无生殖器 ⋯⋯⋯⋯⋯⋯⋯⋯⋯⋯⋯⋯⋯⋯⋯⋯⋯⋯⋯⋯⋯⋯⋯⋯⋯ 若螨⋯2

2. 有 1 对生殖乳突（genital papillae），跗节 I 只有 1 个感棒 ω ···第一若螨

有 2 对生殖乳突，跗节 I 有 2 个感棒 ω ···第三若螨

麦食螨（*Pyroglyphids*）幼螨的属和种的主要特点

1. 头盖发达，刚毛 sce、h₂ 和 h₃ 较短或非常短，且细，长度大约相当于刚毛 sci；表皮有条纹，相对较宽、不规则且分布广泛················**嗜霉螨属（*Euroglyphus*）/裸尘螨属（*Gymnoglyphus*）**

···2

无头盖，刚毛 h₂ 和 h₃ 非常长且结实，角质有细条纹或呈条纹点状。**尘螨属（*Dermatophagoides*）/多毛螨属（*Hirstia*）/棕尘螨属（*Sturnophagoides*）/马尘螨属（*Malayoglyphus*）**···3

2. 躯体宽，圆润；有三角形头盖，尖端呈圆形但禾裂成两半···梅氏嗜霉螨

躯体较窄，呈棘状（spindle）；有三角形头盖，尖端裂成两半·····**长裸尘螨（*Gymnoglyphus longior*）**

3. 刚毛 sce 较短或非常短，且细；膝节 I 只有一根非常短的感棒·············**马尘螨属（*Malayoglyphus*）**

···4

刚毛 sce 很长且结实···**尘螨属（*Dermatophagoides*）/多毛螨属（*Hirstia*）/棕尘螨属（*Sturnophagoides*）**

···5

4. 刚毛 sce 和 sci 的长度相等或几乎相等·····························**间马尘螨（*Malayoglyphus intermedius*）**

刚毛 sce 明显比刚毛 sci 长（sce 的长度大约是 sci 的两倍）······**卡美马尘螨（*Malayoglyphus carmelitus*）**

5. 躯体大部分表皮呈条纹点状；条纹相对较宽；基节 I 的中间部位呈点状；刚毛 cp 非常短·············

···**棕尘螨属（*Sturnophagoides*）**

表皮有非点状条纹、指纹状条纹；基节 I 的中间部位无点状；刚毛 cp 较长·······························6

6. 表皮条纹较细，紧密地连在一起，条纹间隔不足 1μm，几乎不可见，尤其是幼年期；足 Ⅳ 与足 Ⅲ 相比明显退化（若螨）··**凯利多毛螨（*Hirstia chelidonis*）**

角质背纹的间隔较大（1.1~2.4μm）；足 Ⅲ 和 Ⅳ（若螨）的长度和宽度几乎相等···**尘螨属（*Dermatophagoides*）**

···7

7. 背部中央区域包括刚毛 d₁、e₁ 和 e₂，完全布满纵向条纹或高度倾斜（倒 V 形）；肛裂的两侧条纹在钝角或直角处弯曲···8

M 区后半部分的条纹稍微呈凸状；肛裂两侧条纹在锐角或直角处弯曲···

···**粉尘螨（*Dermatophagoides farinae*）**

8. M 区后半部分的条纹主要是竖纹；肛裂两侧条纹主要在直角处弯曲···

···**伊氏尘螨（*Dermatophagoides evansi*）**

M 区后半部分的条纹只轻微突出；肛裂两侧条纹主要在钝角处弯曲···

···**屋尘螨（*Dermatophagoides pteronyssinus*）**

亚科的主要特点

雌螨

1. 有 vi，表皮角质软，有薄薄的突起，与食甜螨属相似；sci 坚硬，且较长，几乎与 sce 相等·············

···**Paralgopsinae**

无顶内毛，表皮上无此类突出。胛内毛柔软，也不长··2

2. 跗节 Ⅲ 和 Ⅳ，腹侧顶端有结实的二分裂或三分裂刺突；跗节 Ⅰ 和 Ⅱ 的腹侧面有突出。角质有条纹

···**爪雀螨亚科（Onychalginae）**

跗节 Ⅲ 和 Ⅳ 无刺突，跗节 Ⅰ 和 Ⅱ 无突起，表皮骨化程度不定··3

3. 前殖板与表皮内突 I 邻接或融合。阴户长而窄。跗节 III 和 IV 有 2 个锥形无分叉的顶端刺突 …………… …………………………………………………………………古尘螨亚科（Guatemalichinae）

前殖板与表皮内突 I 明显分开。跗节 III 和 IV 无顶端刺突，只有 *Weelawadjia* 例外，*Weelawadjia* 有这种 刺突 …………………………………………………………………………………………… 4

4. 头盖发达，表皮轻微至重度骨化，条纹（如有）不规则、较宽，且排列匀整，后侧片 I 之间的角质呈 点状，阴户后唇完全呈点状 …………………………………………麦食螨亚科（Pyroglyphinae）

无头盖，表皮软，条纹细，仅椋尘螨属和 *Cygnocoptes* 有后背板（postnotum）。阴户后唇无点状，只有 椋尘螨属例外，椋尘螨属呈点状………………………………尘螨亚科（Dermatophagoidinae）

雄螨

（注：未发现古尘螨亚科雄螨）

1. 有顶内毛；胛内毛粗长；跗节 IV 很短。足 III 明显大于足 IV，股节上带刺突，表皮有条纹 …………… …………………………………………………………………麦食螨亚科（Paralgopsinae）

无顶内毛；胛内毛既不粗也不长，跗节 IV 正常。足 III 不固定，股节 III 无刺突，表皮骨化程度不定… 2

2. 跗节 III 和 IV 有结实的二分裂或三分裂腹侧顶点下脊刺 …… 爪雀螨亚科（Onychalginae）

跗节 IV 无二分裂或三分裂的腹侧顶点下脊刺。跗节 III 有或无脊刺。角质不固定…………………… 3

3. 头盖发育良好，表皮轻微或严重硬化。有不规则、较宽且排列匀整的条纹，或无条纹。有或无肛侧吸 盘。跗节吸盘（跗节 IV）存在，或被细而短的刚毛取代。sce 长且粗（*Weelawadjia* 和 *Campephilocoptes*） 或短而细（其他属）。跗节 III 无顶端分叉脊刺 …………………………麦食螨亚科（Pyroglyphinae）

无头盖，表皮柔软，有条纹。有肛侧吸盘。有跗节吸盘（跗节 IV），但马尘螨属例外。刚毛 sce 粗且长， 但马尘螨属例外，其细而短，最长是胛内毛的两倍。跗节 III 有一个顶端分叉脊刺，但马尘螨属和椋 尘螨属例外，这二者都无脊刺…………………………………尘螨亚科（Dermatophagoidinae）

属的主要特点

1. 有顶内毛；胛内毛粗长几乎与胛外毛相等。雌螨表皮柔软，无条纹，但有刺，有许多非常细的角质点； 雄螨有跗节 IV，很短；足 III 明显比足 IV 粗，股节上有腹刺。有鸟羽样刚毛………………… *Paralgopsis*

无顶内毛；胛内毛不粗也不长；雌螨表皮软硬不定，但从未有角质点；雄螨有正常的跗节 IV；足 III 不 固定，但股节无腹刺……………………………………………………………………………… 2

2. 跗节 III 和 IV 有结实的二分裂或三分裂腹侧顶端刚毛。雌螨的跗节 I ～ II 的腹侧面有小而硬化的突起， 表皮有条纹 …………………………………………………………………………………………… 3

雌螨的跗节 III ～ IV、雄螨的跗节 IV 无分叉端毛。雌螨的跗节 I ～ II 无硬化的突起。角质不固定…… 5

3. 雌螨生殖表皮内突大面积突出；前生殖刚毛包裹在上殖表皮内突的后端头内；雄螨有未分裂的后末体 ………………………………………………………………………………………… *Paramealia*

雌螨生殖表皮内突呈马蹄铁形，后末端平行；前生殖刚毛在上殖表皮内突外………………………… 4

4. 雌螨背侧有小末体中骨片；雄螨未知 …………………………………………………… *Kivuicola*

雌螨背侧无末体骨片；有二分裂明显的后末体……………………………………………… *Onychalges*

5. 雌螨生殖表皮内突与基节区 I 的表皮内突邻接或融合；产卵孔长而狭窄；雌螨的跗节 III ～ IV 有 2 个简 单的刺状端毛 …………………………………………………………………………………………… 6

雌螨生殖表皮内突与基节表皮内突 I 明显分离；跗节 III ～ IV 无刺状端毛（*Weelawadjia* 例外）………… 8

6. 雌螨有背毛 d_2 和 e_2，长度至少是 c_2 的 6 倍；雌螨的后半体骨片硬化程度高。雄螨未知

………………………………………………………………………………………… *Pottocola*……7

雌螨背毛 d_2 的长度不足 c_2 的 5 倍；后半体骨片不发达 ··
······························· ***Guatemalichus***（包括 *Fainoglyphus* Atyeo and Gaud，1977）

7. 雌螨跗节 Ⅰ～Ⅱ有一根腹-端刺状刚毛 ·· ***Pottocola***（*pottocola*）
　 雌螨跗节 Ⅰ～Ⅱ含所有丝状刚毛 ·· ***Pottocola***（*Capitonocoptes*）

8. 雌螨和雄螨都有发育良好的头盖，表皮一般都硬化程度较高，有排列不规则的后条纹（雄螨可能无条纹）。雌螨基节表皮内突 Ⅰ 之间有角质，产卵孔后唇的角质呈点状，且硬化。雄螨有或无肛周吸盘。雄螨跗节 Ⅲ无顶端分叉脊刺 ··· 9
　 雄螨和雌螨都无头盖，表皮通常薄且有细纹。雌螨通常无后背硬化或点状产卵孔瓣（*Cygnocoptes* 和 *Sturnophagoides* 有后半体骨片）。雄螨都有肛周吸盘。雄螨的跗节 Ⅲ 上通常有顶端分叉脊刺（*Malayoglyphus* 和 *Sturnophagoides* 例外） ····························15

9. 刚毛 sce 很发达且非常长（180～250μm） ··· 10
　 刚毛 sce 细且短（长度不到 5μm） ·· 11

10. 雌螨的基节表皮内突 Ⅰ 融合，形成一个短胸板。雌螨跗节 Ⅲ～Ⅳ有 2 根刺状端毛，雄螨躯体的侧面和腹部有明显的条纹 ··· ***Weelawadjia***
　 雌螨有独立的基节表皮内突 Ⅰ。雌螨跗节 Ⅲ～Ⅳ有所有丝状刚毛。雌螨完全硬化，无明显条纹 ·········
·· ***Campephilocoptes***

11. 雄螨和雌螨都有 2 根非常长的末端末体刚毛（h_2，h_3） ····································· **Bontliella**
　 雄螨和雌螨都有较短的末端末体刚毛，或比 h_2 长 ·· 12

12. 雄螨和雌螨的膝节 Ⅰ 都有 2 根感棒。雌螨无肛周吸盘（发育不全） ········· 休尘螨属（*Hughesiella*）
　 雄螨和雌螨的膝节 Ⅰ 都有 1 根感棒。雌螨有或无肛周吸盘 ······································ 13

13. 雄螨和雌螨的转节 Ⅰ、Ⅱ和Ⅲ都无刚毛，头盖呈圆形，无前侧无锯齿状边缘 ··························
··· 嗜霉螨属（*Euroglyphus*）
　 雄螨和雌螨的转节 Ⅰ、Ⅱ和Ⅲ各有 1 根刚毛，头盖前面分裂 ··································· 14

14. 雌螨交配囊有一个硬化内空腔隙，雌螨背部有一个小末体中骨片，或者有明显的条纹；雌螨有肛侧交配吸盘。雌螨的末体后侧明显二分裂 ·· 裸尘螨属（*Gymnoglyphus*）
　 雌螨交配囊无硬化空腔隙，雌螨背部完全硬化，有不规则的褶皱，雌螨无肛吸盘，末体后侧呈圆形

15. 雌雄螨都有短胛外毛，长度与胛内毛相似，或最长是胛内毛的 2 倍。膝节 Ⅰ 有 1 根感棒 ···············
··· 马来尘螨（*Malayoglyphus*）
　 雄螨和雌螨的胛外毛都至少是胛内毛的 5 倍。膝节 Ⅰ 有 2 根感棒 ································ 16

16. 后足体背部刚毛 c_1、d_1 和 e_1 发育不全或无；跗节 Ⅱ 的感棒 ω 位于跗节的根部和尖端之间；雄螨和雌螨都有较大的后半体骨片，向前延伸，几乎至刚毛 c_2 的水平 ······························· **Cygnocoptes**
　 后足体背部刚毛 c_1、d_1 和 e_1；跗节 Ⅱ 的感棒 ω 位于基底第三跗节；有或无后半体骨片，通常向前延伸不会超过刚毛 d_1 的水平[雄螨 椋尘螨属（*Sturnophagoides*）位于 c_1 和 d_1 的中间] ··············17

17. 雌螨有中等大小后半体中骨片，雌螨的跗节 Ⅲ 有刺状端帽，未分叉 ····· 椋尘螨属（*Sturnophagoides*）
　 雌螨无后半体中骨片，雌螨跗节 Ⅲ 有刺状端毛，分叉 ·· 18

18. 雌螨足 Ⅲ 明显比足Ⅳ长且粗状；角质有极细的条纹。雄螨的跗节 Ⅲ 有基毛 r 和 w，即结实的脊刺；肛周区域有硬化侧缘，齿状边缘 ·· 多毛螨属（*Hirstia*）
　 雌螨足 Ⅲ、Ⅳ的长度和宽度相似；表皮条纹排列稀疏。雌螨的跗节 Ⅲ 有丝状刚毛 r 和 w；肛周硬化侧缘无齿状边缘 ··· 尘螨属（*Dermatophagoides*）

（一）麦食螨亚科

麦食螨亚科（Pyroglyphinae Cunliffe，1958；Fain，1967b）

麦食螨属（*Pyroglyphus* Cunliffe，1958）

雌雄两性头盖发育良好，表皮轻微至高度硬化；条纹相对较粗、不规则、排列匀整，或完全无条纹。中央区将点状后侧片 I 隔开。躯体刚毛不固定，或都非常细且短，或某些刚毛（sce、h_2 和 h_3）非常长且结实。

雄螨：表皮轻微或高度硬化；或有不规则、广泛分布的粗条纹，或无条纹。刚毛 sci 细且短。跗节 IV 正常（不是非常短）；足 III 不固定；股节 III 无刺突；跗节 IV 无二分裂或三分裂的次顶端腹刺；跗节 III 无次顶端腹刺。有或无肛周交配吸盘；跗节交配吸盘（位于跗节 IV）或存在或（通常）被细短刚毛取代。刚毛 sce 或长且粗（*Weelawadjia* 属和 *Campephilocoptes* 属）或短且细（其他属）。

雌螨：表皮无突起，刚毛 sci 既不粗也不长，表皮骨化程度不固定。前殖板与后侧片 I 明显分离；阴户后唇总是比较长，呈点状，且某些种的前角呈锯齿状。跗节 I 和 II 的腹侧面无突出；跗节 III 和 IV 无端刺（*Weelawadjia australis* 例外，有此类端刺）。

麦食螨亚科（Pyroglyphinae）以前有 6 属，即麦食螨属（*Pyroglyphus*）、嗜霉螨属（*Euroglyphus*）、裸尘螨属（*Gymnoglyphus*）、*Weelawadjia*、*Bontiella* 和 *Campephilocoptes*。Fain 和 Atyeo（1990）增加了 *Asiopyroglyphus*。*Pyroglyphus* 有两亚属，*Hughesiella* 和 *Pyroglyphus*。后来，*Hughesiella* 升级为属。

I . 麦食螨属（*Pyroglyphus* Cunliffe，1958）

摩氏麦食螨（*Pyroglyphus morlani*）

雌雄两性头盖均发育良好，三角形，有尖端分叉。躯体完全硬化，无条纹，但有数个不规则褶皱。所有体毛都非常细且短。基片 I 融合形成 V 形，基片 III、IV 不清楚；膝节 I 有 1 根感棒；胫节 I 和 II、膝节、股节 I 和 II 腹侧顶端有角质环状膜。

雌螨：躯体背面完全高度硬化，只有极少的不规则褶皱。刚毛 sce、h_2 和 h_3 较短或很短（不足 50μm）且细；足 II 的基部无角质环状小空腔。表皮内突 I 融合，形成 V 形。后阴唇很长，从前面完全覆盖阴裂，前角无齿状边缘。交配囊无空腔（袋状）。后侧片 I 融合，形成 V 形（图 4-1 和图 4-2）。

雄螨：所有背毛（包括 sce、h_2 和 h_3）非常细且非常短。足 I、II 侧面扁平，3 个末端有角质环状膜；膝节 I 有短感棒。肛侧吸盘发育不全或无；无跗节交配吸盘（图 4-1 和图 4-2）。

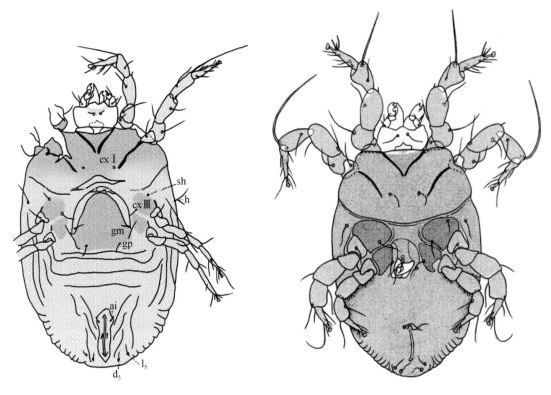

图 4-1 摩氏麦食螨雌螨（左）和雄螨（右）腹面

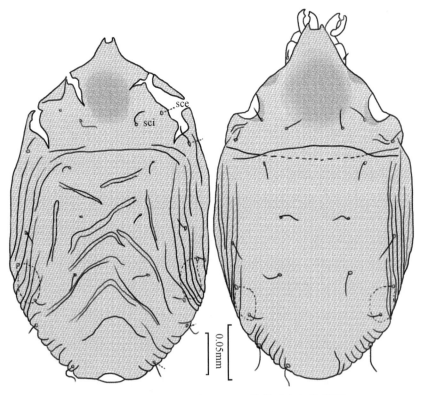

图 4-2 摩氏麦食螨雌螨（左）和雄螨（右）的背面

Ⅱ. 休尘螨属（*Hughesiella* Fain，1965）

1. 非洲休尘螨（*Hughesiella africana*）

雌雄螨头盖均较短，圆形，中央有小凹痕。刚毛 sce 比 sci 稍微长一些；背毛较短或非常短，且细（图 4-3）。后侧片Ⅲ和Ⅳ发育良好；膝节Ⅰ上有 2 根感棒；足Ⅰ、Ⅱ上无角质环状膜；足Ⅱ的基部无角质环状小空腔。

雌螨：躯体背面全部被条纹覆盖，无板。刚毛 sce 细短（不足 50μm）；刚毛 h_2 和 h_3 较短或非常短（不足 50μm）；有刚毛 f_2。跗节Ⅰ上的突起较小、细长且有刚毛；跗节Ⅰ上无弯曲带尖的顶突。后阴唇短，未覆盖阴裂，有齿状前角。无交配囊空腔（图 4-4）。

雄螨：头盖小（短且窄），中央有小凹痕（图 4-3）。表皮褶皱使前足体和后足体之间的颈沟更加明显（图 4-3）。所有背毛（包括 sce、h_2 和 h_3）都非常细，且非常短。足呈圆柱形，无角质环状膜；膝节Ⅰ上有 2 根不一样的感棒。阳茎小，具有卵形支持骨片（图4-4）。肛侧吸盘发育不全或无。该属有两种不同类型的雄螨，即同胚型和异胚型，同胚型最常见。在异胚型中，足Ⅰ高度膨大，基片Ⅰ融合为 Y 形。同胚型的足Ⅰ稍微膨大，后侧片Ⅰ游离。雌雄两性都有后半体板。

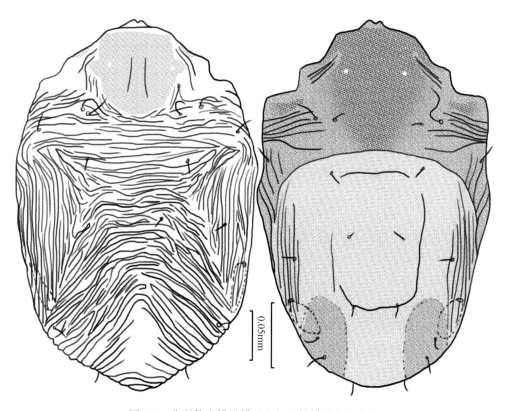

图 4-3　非洲休尘螨雌螨（左）和雄螨（右）背面

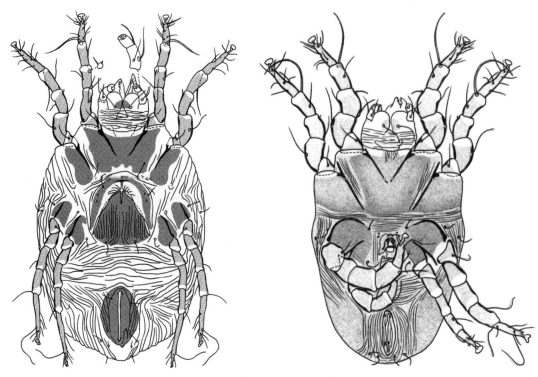

图 4-4 非洲休尘螨雌螨（左）和雄螨（右）腹面

2. 瓦氏休尘螨（*Hughesiella valerioi*）

雌螨：模式种长 399μm、宽 274μm。

背部：如图 4-5 所示。背部有前足体板（propodosomal plate），躯体其余部分折叠规则，头盖基部至肛环前缘水平形成横向折叠，躯体每侧从足体水平至肛环前缘水平有纵向折叠，肛环两侧有发散的折叠。刚毛 sce 长 54μm，sci 长 11μm。一对 sci 间距为 79μm，一对 sce 间距为 126μm。有 3 对背毛（d_1、d_2 和 d_3）。背毛 $d_1 \sim d_2$ 间距为 65μm，$d_2 \sim d_3$ 间距为 72μm。两对背侧毛 $l_2 \sim l_3$ 间距为 94μm。在肛板前近 l_3 处有一对缝隙样孔。

腹部：如图 4-5 所示。前背部有带状刻纹，基节 Ⅲ 与 Ⅳ 间有点状刻纹，在基节区有小的纵条纹。在生殖和肛区，条纹形成横褶，躯体两侧肛板前缘均有纵向条纹。基节 Ⅰ（cx Ⅰ）间距 65μm。腹部有生殖毛 ga 和 gp，生殖毛 g_3 位于生殖板 Ⅱ 和 Ⅴ 形的后唇，生殖吸盘退化。一对 ga 间距是 50μm，一对 gp 间距是 43μm，ga 和 gp 间距是 72μm。刚毛 cx Ⅲ、sh 和 h 正常，ai 位于肛板前 1/4 处，ae 在肛板外。3 对腹后刚毛形成三角形。侧毛 l_5 长达 158μm。

麦食螨科螨类生殖孔开口大，前殖板发育良好、硬化、拱形。有 2 对退化的生殖吸盘。生殖板和后唇间的内侧区有许多精细条纹。后唇（产卵孔）呈一倒立的 Ⅴ 形，开口处间距为 68μm，表面有精细刻纹，前缘有深的刻纹。肛孔为一纵向裂缝，由细长的梭形板环绕，形成骨化的环状结构。侧唇为精细的刻纹，在骨环后缘有一小交配乳突和一短管。

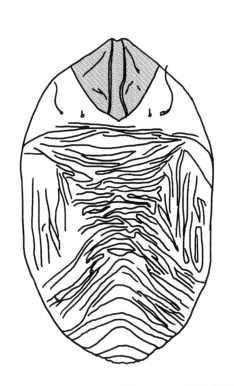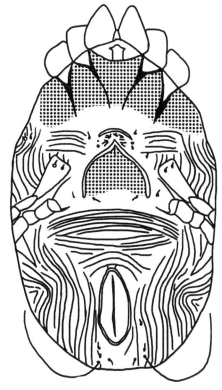

图 4-5　瓦氏休尘螨雌螨背面（左）和腹面（右）

足部毛序如图 4-6 所示。足Ⅰ：转节有 1 根刚毛；股节中段腹面有 1 根刚毛；膝节有 2 根刚毛，1 根位于基部后侧边缘，1 根位于膝节侧面，有 2 根感棒，1 根非常短，另外 1 根中等大小；胫节内侧有 1 根刚毛。跗节有芥毛，6 根侧毛，在亚顶部有 2 根感棒，腹部顶端有粗的、分叉的、尖刺样的刚毛或突起。足Ⅱ：转节有 1 根刚毛；股节有 2 根刚毛，分别在股节起始部和中部有 1 根非常短的感棒；胫节有 1 根刚毛，感棒 115μm 长；跗节有 7 根刚毛，4 根在腹部，1 根在感棒基部，1 根感棒在背部中段，2 根在顶端。足Ⅲ：转节只有 1 对刚毛，股节裸露，膝节有 1 根刚毛，胫节在中段腹面有 1 根刚毛。跗节有 4 根刚毛。足Ⅳ：转节、股节和膝节裸露，胫节中段腹面有 1 根刚毛，另有 5 根刚毛。在足Ⅱ、Ⅲ、Ⅳ顶端没有尖刺样刚毛。

同型雄螨（homeomorphic male）：体椭圆形，长 238μm，宽 162μm，表皮柔软，点状，褶少。足细点状，足Ⅰ、Ⅱ比足Ⅲ、Ⅳ更粗糙，足Ⅲ比足Ⅳ更小。背部（图 4-7）：前足体板后方有 2 条纵向皱褶。刚毛 sce 两侧有 2～3 条横褶。后半体板明显，生殖孔和肛孔水平有纵向的侧向皱褶，头盖略向后延伸，近中央处有 2 个圆叶。刚毛 sci 微小，刚毛 sce 粗大扁平。刚毛 sci 和 sce 间距为 14μm，刚毛 sci 间距为 54μm，刚毛 sce 间距为 86μm。腹部（图 4-7）：在颚体腹侧基部有 1 对刚毛，在异型雄螨，基片Ⅱ和Ⅲ有背褶，形成分颈沟，基片Ⅰ融合，基片Ⅱ游离，基片Ⅲ、Ⅳ融合形成倒立的 Y。cxⅠ间距 45μm，有刚毛 ga、gm 和 gp。1 对刚毛 ga 间距为 36μm，gm 间距为 50μm，gp 邻近，ga 位于生殖吸盘前方或前侧方。刚毛 gm 和 gp 间距为 25μm，生殖孔近似于正方形，25μm×27μm。阳茎有两侧臂和一中心体。生殖孔呈纺锤形，47μm×25μm，有一中度骨化的肛板。1对退化的肛吸盘位于肛孔后1/3处。肛板上有 ai，ae 不在肛板上，在肛吸盘后下方。后缘刚毛 d_4、d_5、l_5 形成三角形，d_4 和 d_5 非常短，外侧 l_5 非常长。腹面有精细的小刻点。生殖孔前方和后方有精细的横向条纹。肛板两侧有纵向条纹，在躯体后角有拱形条纹。

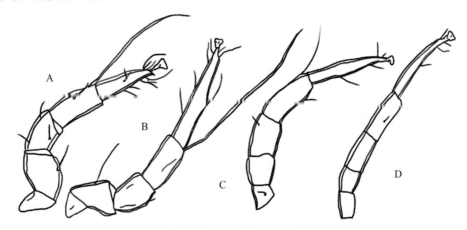

图 4-6　瓦氏休尘螨雌螨足
A. 足Ⅰ　B. 足Ⅱ　C. 足Ⅲ　D. 足Ⅳ

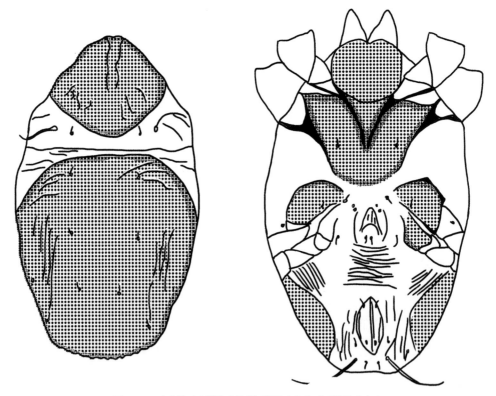

图 4-7　瓦氏休尘螨同型雄螨背面（左）和腹面（右）

　　足（图 4-8）：足Ⅰ，转节有 1 根短的刚毛，股节外侧有 1 根长刚毛，膝节有 2 根感棒，1 根短，1 根中等大小，另有 2 根刚毛。胫节有 1 根刚毛，感棒 72μm 长。跗节背部有 2 根感棒和 4 根刚毛，3 根位于后缘，1 根位于顶端。第 1 对腿，有 1 个顶端突起位于腹面。足 II，转节腹面中部有 1 根刚毛，股节腹面边缘有 1 根刚毛。膝节有 1 根感棒和 2 根刚毛，一根接近于顶端，另一根位于根部。胫节有 1 根刚毛，感棒 90μm 长。跗节有 8 根刚毛，1 根长感棒，接近顶端处有 2 根刚毛。足 III，转节有 1 根刚毛，股节裸露、无刚毛，膝节有 1 根刚毛，胫节有 1 根刚毛和 1 根长感棒。跗节有 5 根刚毛，2 根位于顶端。足 IV，转节有 1 根刚毛，股节和膝节无刚毛。胫节有 1 根刚毛和 1 根长感棒。跗节有 2 根感棒和 1 根粗刺突样刚毛。

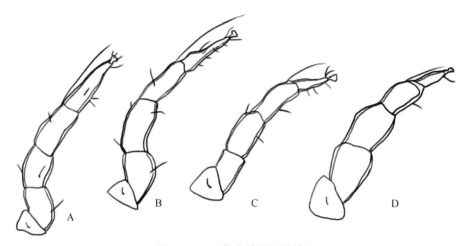

图 4-8　瓦氏休尘螨同型雄螨足
A. 足 I　B. 足 II　C. 足 III　D. 足 IV

异型雄螨（图 4-9）：躯体暗色沉着，足 I、II 被点状区覆盖。足 III、IV 浅色素沉着。基片 II 和 III 间的分颈沟清晰地分隔前背板和后背板。

颚体：发育良好，须肢 2 节，基部有 2 根刚毛。螯肢显著，动趾有 3 颗齿。头盖向前突出覆盖在螯肢基部，点状色素沉着，有 2 根纵向内侧褶皱。前缘略呈拱形。

背部：躯体表面覆盖有 2 块点状板，被分颈沟隔开。后半体板两侧有一些长褶皱。

腹部：点状的足体板覆盖在基节区，板前缘位于基片 I 远部，板后缘终止于基片 III。末体区有细的横向条纹，生殖板两侧有纵向褶皱。生殖板侧后方有 2 块体积不大、近似三角形的点状，刚毛 sce 短平，明显比 sci 长（15∶1）。刚毛 sce 间距 94μm，从头盖前缘至刚毛 sci 的距离为 61μm，后半体腺（hysterosomal gland）开口至躯体后缘 72μm。有肩毛（humeral seta）、亚肩毛（subhumeral seta）和基节 III（cx III）。肛后毛（postanal seta, psa），2 对非常小的后侧毛，后侧毛中间有 1 对后腹毛，长 137μm。腺孔侧后方，躯体两侧有椭圆形点状区。基片 I 融合成"V"形，骨化明显。基片 II 分离，骨化明显，有一拱形区。基片 III 分离，前支形成一定角度，后部直。基片 IV 分离，前支比后支大。头盖前缘至生殖孔 115μm，近似正方形，32μm×29μm。刚毛 ga 位于退化的生殖盘前侧前方，gm 位于 gp 前方，gp 非常靠近生殖孔后缘中线，ga 和 gm 邻近，与 gp 分离。

肛孔：裂缝状，由长的骨板环绕，47μm×18μm。肛板上有前肛毛，后肛毛远离肛板，位于肛吸盘后方。肛板内有一对退化的肛吸盘，距头盖前缘 184μm。在骨环两侧有纵向褶皱。

足如图 4-9 所示。足 I：特别大，转节有 1 根刚毛，股节内面有 2 个刺样突起和 1 根毗邻的长刚毛。膝节前缘有 2 根感棒，1 根非常短，另外 1 根中等长度，两侧各有刚毛 1 根。胫节有 1 根粗长的感棒，延伸至足的顶点，背侧还有 1 根刚毛。跗节背部有 2 根感棒，均比步行器（ambulacral organ）长，其后缘有 3 簇刚毛：3 根位于基部，1 根位于中段，2 根位于顶端，位于基部的最长、顶端的最小。跗节腹面有 1 个尖突和 2 个顶突。足 II：转节有 1 根刚毛，股节中段腹面有 1 根刚毛，膝节有 2 根刚毛且在背侧缘有 1 根短的感棒。胫节外面有 2 根刚毛，其感棒比足 I 的感棒还要长。跗节腹面有 3 根感棒，1 根刚毛在外表面，背侧中部有 1 根长感棒，背侧顶端有 1 根刚毛。足 III：转节有 1 根刚毛，股节无刚毛，膝节背面中部有 1 根向内的刚毛。胫节腹面中部有 1 根刚毛，细长的感棒基部有 1 根短刺。跗节有 6 根刚毛，1 根位于基部，3 根位于腹面，2 根位于背面且在步行器基部均具有一短的分叉刺。足 IV：转节、股节和膝节均无刚毛。胫节腹面有 1 根刚毛，顶端有 1 根长感棒。跗节背面内侧有 1 根刚毛，远端有 1 根刺样刚毛，腹面内侧有 1 根棒状毛，顶端有 3 根刚毛。无吸盘。

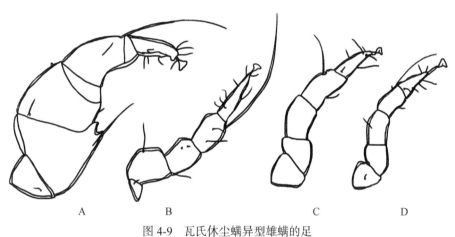

图 4-9　瓦氏休尘螨异型雄螨的足

A. 足 I　B. 足 II　C. 足 III　D. 足 IV

第三若螨（图 4-10）：体长 270μm×180μm。有两对退化的生殖吸盘。表皮柔软，雌雄两性背、腹部表皮柔软，有褶皱和条纹。头盖前缘平直，有纵向褶皱。背腹部毛序和成螨一样。

第一若螨（图 4-11）：体长 209μm×115μm。与成螨一样，背、腹面均有皱褶。毛序与成螨一样，但是缺少 gm 和 ga。足 I、II 胫节只有 1 根感棒。与幼螨一样，跗节 I 只有 1 根感棒。

幼螨（图 4-12）：体长 152μm×104μm。躯体背面有许多皱褶，腹面有条纹。毛序与成螨一样。胫节 I～III 有感棒。跗节 I 只有 1 根感棒。

卵：卵圆形，79μm×137μm。

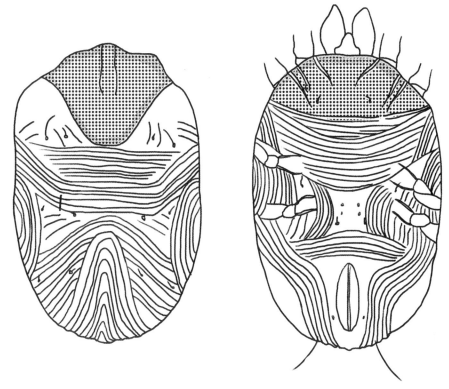

图 4-10 瓦氏休尘螨第三若螨背面（左）和腹面（右）

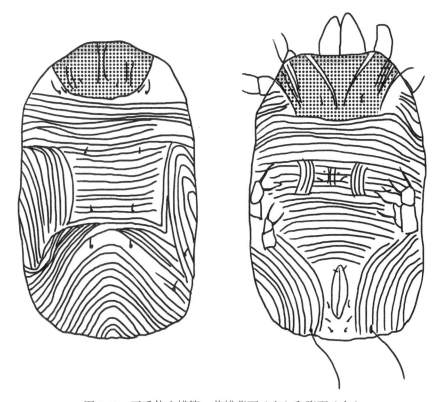

图 4-11 瓦氏休尘螨第一若螨背面（左）和腹面（右）

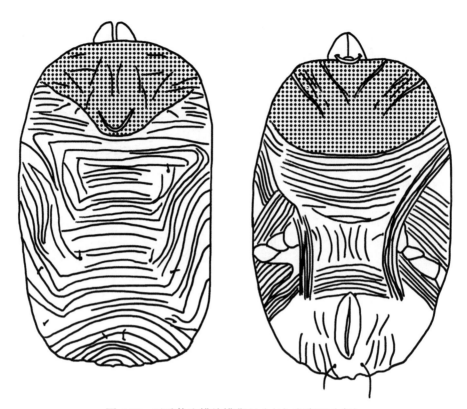

图 4-12　瓦氏休尘螨幼螨背面（左）和腹面（右）

Ⅲ. 嗜霉螨属（*Euroglyphus* Fain，1965）

梅氏嗜霉螨（*Euroglyphus maynei*）

雌雄两性表皮轻微硬化，有完整的条纹或褶皱，后背板有一个中板，中板边缘不明显。头盖发育良好，呈三角形，有圆形端头（未二分）（图 4-13）。背毛非常细且短；刚毛 h_3 非常细且短（最长 55μm），刚毛 h_2 较短（不超过 30～35μm）且非常细。无毛序退化：转节Ⅰ～Ⅲ、胫节Ⅳ、前生殖刚毛（3b）和肛门外刚毛（ps_2）；跗节Ⅲ有 5 根刚毛，跗节Ⅳ有 3 根刚毛；膝节Ⅰ有 1 根感棒。前足无角质环状膜。

雌螨：头盖呈三角形，尖端呈圆形，无齿状边缘。后背板有条纹，有一个中板。刚毛 sce 细且短（最长 45～50μm）。阴户后唇呈点状，较短，未覆盖阴裂；后阴唇的前角未分裂（图 4-14）。交配囊的交配空腔较小、卵形、高度硬化且不透明（图 4-14）。足Ⅱ基部无角质环状小空腔；跗节Ⅰ～Ⅳ无顶突或脊刺。

雄螨：头盖顶端呈圆形，未分叉。末体轻微向后均匀变窄；躯体后缘直且宽，有 2 个非常小的正中旁叶（图 4-15）。背毛可变，肛吸盘发育良好。肛门更靠后：肛吸盘位于躯体后缘 20～25μm 处；跗节Ⅳ无交配吸盘。

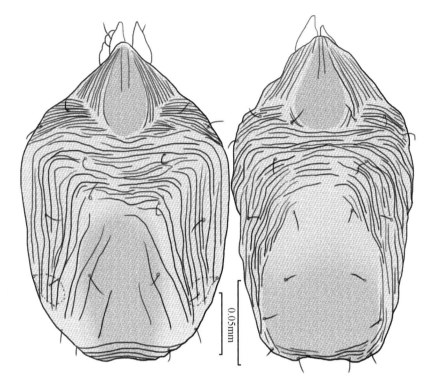

图 4-13 梅氏嗜霉螨雌螨（左）和雄螨（右）背面

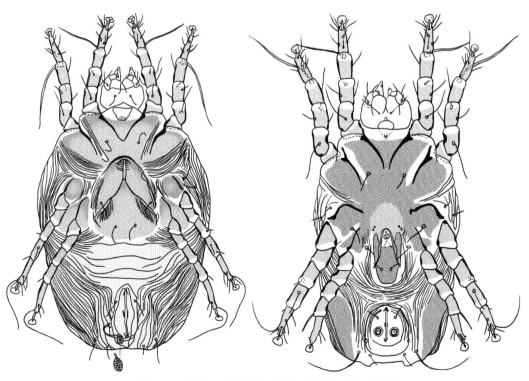

图 4-14 梅氏嗜霉螨雌螨（左）和雄螨（右）腹面

Ⅳ. 裸尘螨属（*Gymnoglyphus* Fain，1965）

1. 长裸尘螨（*Gymnoglyphus longior*）

雌雄两性头盖均呈三角形，尖端呈二分裂。毛序未退化，有转节刚毛Ⅰ～Ⅲ、胫毛Ⅳ、刚毛 ps_2 和 3b；跗节Ⅲ和Ⅳ分别有 6 根和 5 根刚毛。

雌螨：背部有粗条纹，有一个小正中末体（末体背）骨片，头盖呈三角形、突出，顶端分叉（顶端有深锯齿）。刚毛 sce 细且短（最长 50～55μm）；刚毛 h_2 和 h_3 较短或非常短（不足 50～60μm）且细。后阴唇非常长，向后完全覆盖阴裂；前角无齿状边缘。交配囊孔位于肛门后端附近，紧接着是一个高度硬化的卵形小空腔（空腔）（图 4-15）。后侧片Ⅰ游离；足Ⅱ的基部无角质环状小空腔。与俄裸尘螨（*Gymnoglyphus osu*）比较，雌螨躯体长 280～290μm。末体背板的后部无点状。刚毛 h_2 长 20～25μm；刚毛 ps_3 位于肛门的前 1/3 和后 2/3 的交叉处。

雄螨：躯体比梅氏嗜霉螨长，呈纺锤形（图 4-15）。头盖突出，向前变窄，有一个齿状后边缘，有时候不对称。末体向后变窄，幅度很大；末体后缘比嗜霉螨属窄，中间部位凹陷，有 2 个小且发育良好的正中旁叶（图 4-15）。背板轮廓不分明；后半体骨片覆盖大部分背侧后半体；其余表皮上有细纹，后半体侧面有数个不规则褶皱。背毛较短（图 4-16）且细，刚毛 h_3 和 h_2 非常细且短（最长 50μm）。肛吸盘发育良好。肛门更靠前（肛吸盘在躯体后缘 40～45μm 处）。

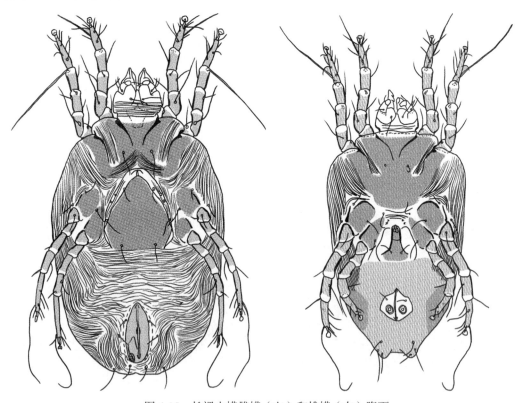

图 4-15　长裸尘螨雌螨（左）和雄螨（右）腹面

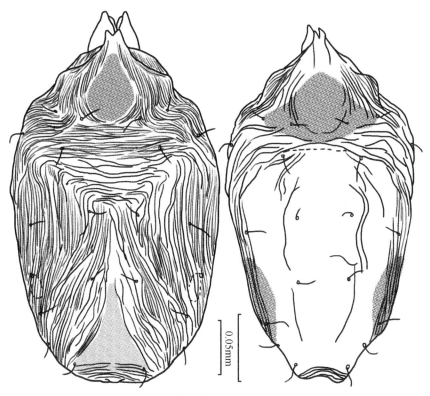

图 4-16 长裸尘螨雌螨（左）和雄螨（右）背面

2. 俄裸尘螨（*Gymnoglyphus osu*）

与长裸尘螨不同，其后半体后部有明显的点状，体略大，感棒 phi I 和 phi II 更短。与其他麦食螨相比，该螨种见于十分干燥的环境。名字"osu"起源于"Ohio State University"的首字母。

雌螨（图 4-17）：背部表皮上有不规则的粗条纹，类似于长裸尘螨。后半体板边界很难明确，串珠状皮纹。腹部基片、生殖、肛区与长裸尘螨相似。刚毛 ai 位于肛孔前方 12～13μm。刚毛 l_5 长 40～42μm。

（二）尘螨亚科

雌雄两性表皮柔软，条纹清晰，条纹通常非常细且比较紧凑，偶见点状条纹（棕尘螨属）；基片 I 的分隔区例外，呈点状；表皮无突起（如食甜螨属），无头盖。无刚毛 vi；刚毛 sce 粗且长（只有马尘螨属例外，较短或非常短）；刚毛 sci 既不粗，也不是很长，刚毛 h_2 和 h_3 较长。

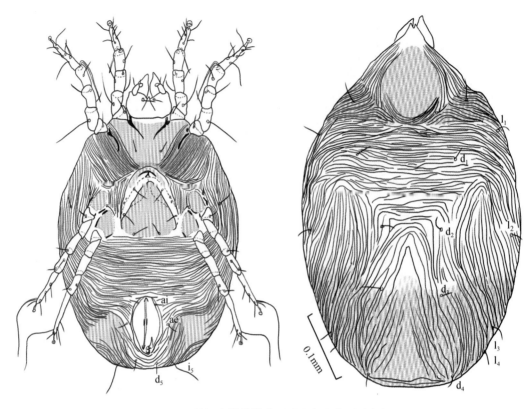

图 4-17 俄裸尘螨雌螨腹面（左）和背面（右）

雄螨：表皮柔软且有条纹，肛周有交配吸盘，存在跗节交配吸盘（马尘螨属例外）。足Ⅲ不一定；跗节Ⅲ有一个顶-腹（apico-ventral）分叉脊刺（马尘螨属和椋尘螨属例外，无脊刺）；股节Ⅲ无刺突；跗节Ⅳ正常（不是非常短），且无二分裂或三分裂次顶端腹刺。

雌螨：表皮柔软且有细条纹，无后背硬化（只有椋尘螨属、*Cygnocoptes* 和舍多毛螨有后背板）。后阴唇柔软且有条纹，无点状，前面无分裂（只有椋尘螨属例外）；前殖板自表皮内突Ⅰ明显分离。跗节Ⅰ和Ⅱ的腹侧面无突出；跗节Ⅲ和Ⅳ无端刺。

Ⅰ. 椋尘螨属（*Sturnophagoides* Fain，1967）

雌雄两性表皮条纹均呈点状，躯体部分或全部发生或多或少的硬化；基片Ⅰ之间的区域完全呈点状。刚毛 sce、h_2 和 h_3 长或非常长，刚毛 cp 非常短。

雄螨：刚毛 sce 粗且长（最短 110μm）。肛周角质环状轮廓无齿状。肛侧交配吸盘发育良好。跗节Ⅳ有 2 个小跗节交配吸盘。足Ⅲ和Ⅳ不规则性较低；足Ⅲ明显比足Ⅳ粗且长，但足Ⅲ最长是足Ⅳ的 1.6 倍；跗节Ⅲ有一个顶点下圆锥形未分叉脊刺和 5 根细刚毛，或所有刚毛都纤细；至少跗节Ⅰ有一个顶突。

雌螨：躯体的大部分或全部表皮覆盖着点状条纹。背部有一个正中后背板（尘螨亚科的其他属无）。阴户后唇长且有断裂（部分或完全），前角有齿状边缘（如某些麦食螨亚科）。

1. 巴西棕尘螨（*Sturnophagoides brasiliensis*）

为体型较小的螨种。

雄螨（图 4-18）：躯体长 170～190μm。肛周角质环状轮廓狭窄，呈椭圆形。跗节Ⅲ有一个弯曲顶突，但无顶点下小刺。

雌螨（图 4-18）：躯体长 240～270μm。后背板后面的条纹明显增宽，与躯体的其他部分相比，面积更小，间隔也更大（图 4-19）。后背板位于刚毛 e_1 内。阴户后唇只有侧面部分呈点状。膝节Ⅰ的感棒非常短（8～10μm 和 3～4μm）。

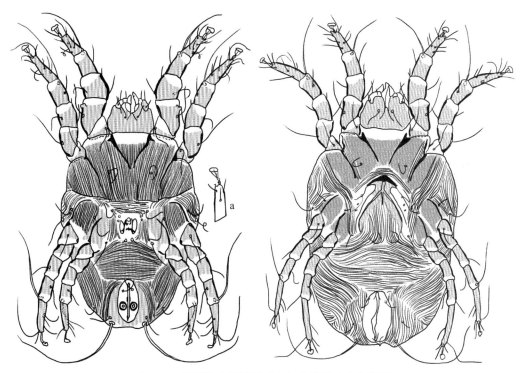

图 4-18 巴西棕尘螨雄螨（左）和雌螨（右）腹面

a：跗节粗大

2. 贝氏棕尘螨（*Sturnophagoides bakeri*）

雌螨：体型比巴西棕尘螨的雌螨大（躯体长 380～450μm），后背板后面的条纹没有变化。刚毛 d_1 和 e_1 位于后背板外面。阴户后唇完全呈点状（图 4-20）。膝节Ⅰ的感棒长度分别为 28～34μm 和 6～8μm。

雄螨：体型比巴西棕尘螨的雄螨大（躯体长 260～290μm）。梨形后背板刚刚超过刚毛 d_1（异型雄螨）。肛周角质环状轮廓较宽，呈梨形（珍珠形）。跗节Ⅲ的末端是一个圆锥形脊刺和一个弯曲的顶突。

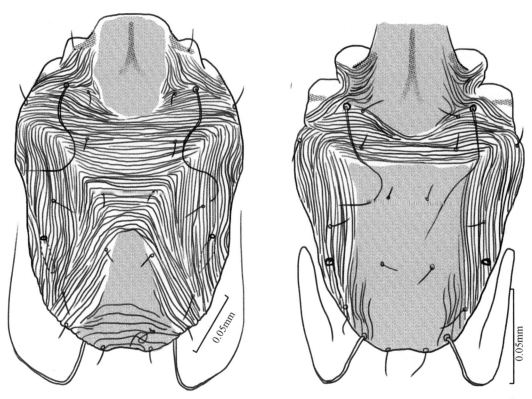

图 4-19　巴西棕尘螨雌螨（左）和雄螨（右）背面

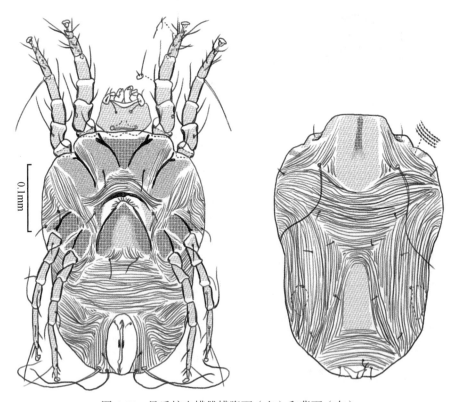

图 4-20　贝氏棕尘螨雌螨腹面（左）和背面（右）

3. 岩燕椋尘螨（*Sturnophagoides petrochelidonis*）

雄螨：躯体长 245～272μm。后背板呈矩形，达到刚毛 c1（异型雄螨）。肛周角质环状轮廓宽，呈梨形（珍珠形）。跗节Ⅲ的末端是一个圆锥形脊刺和一个弯曲的顶突。

雌螨：躯体长 310～379μm。后背板后面的条纹没有变化。刚毛 d_1 和 e_1 位于后背板的边缘。阴户后唇完全呈点状。该螨种最早记述于古巴石燕属"穴崖燕"的巢穴。

Ⅱ. 多毛螨属（*Hirstia* Hull，1931）

雌雄两性表皮均有细条纹，条纹间隔不到 1μm（在刚毛 d_1 的水平）。足Ⅳ与足Ⅲ相比明显退化。

雄螨：肛周角质环状轮廓内部有细齿状。足Ⅲ比足Ⅳ粗，长度是足Ⅳ的 1.8～1.9 倍（4 个端节片的长度）；跗节Ⅲ的中间部位有 2 根粗圆锥形脊刺（刚毛 w 和 r）。

雌螨：表皮有非点状条纹。后背板有条纹，无中板。基片Ⅰ之间的表皮无点状。阴户后唇较小且较短，前角无齿状边缘。足Ⅲ明显比足Ⅳ长（4 个端节片-跗节-股节的长度）且粗，足Ⅳ的长度与足Ⅲ的长度之比为 1：（1.4～1.56）。

1. 凯利多毛螨（*Hirstia chelidonis*）

雄螨：躯体长 281～345μm。跗节Ⅰ～Ⅳ的长度分别为 29～33μm、36～39μm、48～51μm、22～24μm。

雌螨：躯体长 372～495μm。背侧后部区域无点状，未硬化。腿节Ⅲ的长度（4 个端节片的长度）为 174～179μm，腿节Ⅳ的长度为 115～119μm；跗节Ⅰ～Ⅳ的长度分别为 39～40μm、41～43μm、64～66μm、45～48μm。

2. 舍多毛螨（*Hirstia domicola*）

（1）雌螨（图 4-21）

躯体：各异型雌螨躯体最大为 306μm 长，197μm 宽。

背部：前足体如雄螨。但背部的后部区域更明显地硬化且部分呈点状，尤其在 d_5 和 l_5 刚毛周围硬化的点状物明显。纹路与雄螨非常接近。d_3 刚毛之间的距离为 72μm，大约有 70 条条纹。生殖器乳头小，圆形，不硬化，背侧开口。

腹部：无基片。髋板比雄螨更不发达。前殖板略微弯曲，不带有刚毛。足Ⅲ和Ⅳ的长度分别为 123～129μm 和 87～90μm，长度之比为 1.42～1.50。跟雄螨一样，背部毛序和感棒在足Ⅰ和Ⅱ之间。

（2）雄螨（图 4-22）

躯体：雄螨正模（holotype）长 249μm，其最大宽度为 165μm。来自日本的 3 种亚型测量值分别为 240μm×151μm、252μm×161μm 和 258μm×161μm，且角质层条纹彼此非常接近。两侧 d_2 刚毛之间的纵向条纹数是 78μm，d_2 间距离是 58μm。

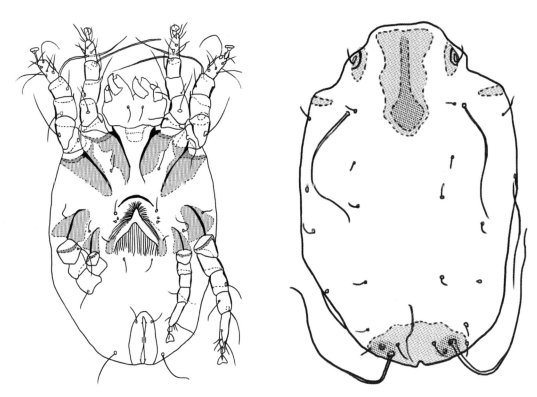

图 4-21　舍多毛螨雌螨腹面（左）和背面（右）

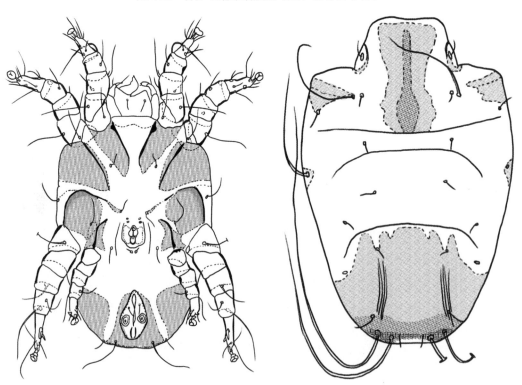

图 4-22　舍多毛螨雄螨腹面（左）和背面（右）

背部：前足体背板发育良好，中位区域硬化更加明显。在每个足毛的横向和前面有一个小的点状区域。末体带有点状背板，具有不规则的前缘并且横向延伸到身体的腹面。这种背板在 d_5 和 l_5 刚毛周围质地更坚硬。

腹部：无基片。足Ⅰ～Ⅳ间带有点状区域。基片Ⅰ之间没有硬化区域。雄螨器官发育不良。肛周环椭圆形，肛门吸盘发达。肛周环的大部分周围有一个点状区域。足Ⅰ和Ⅱ近等长，短而粗。跗节Ⅰ和Ⅱ没有顶端。足Ⅲ和Ⅳ长度分别为 108μm 和 69μm，长度之比为 1.56（从股骨基部到 t 骨尖，不包括前跗节）。

毛序：sce、h、d_5 和 l_5 刚毛长，其他刚毛短得多。跗节Ⅰ～Ⅳ具有 8-8-6-5 刚毛；第Ⅳ睑板具有 3 根普通刚毛，还有 2 根吸盘状的刚毛。膝节Ⅰ有 2 个长度不等的感棒。

Ⅲ. 马尘螨属（*Malayoglyphus* Fain，Cunnington and Spieksma，1969）

雌雄两性刚毛 sce 短且细，膝节Ⅰ上只有 1 根感棒。

雄螨：肛周角质环状轮廓无齿状。肛侧交配吸盘不发达（退化）。刚毛 sce 细短（不足 35μm）。足Ⅲ和Ⅳ几乎相等。跗节Ⅰ和Ⅱ无顶突。跗节Ⅲ只有 1 根细刚毛（跗节Ⅲ的顶端无分叉脊刺，与表皮螨属一样）。跗节Ⅳ无交配吸盘；跗节Ⅳ有 3 根细刚毛和一个圆形小乳突，是吸盘的残余部分。

雌螨：表皮有非点状条纹；背部条纹排列更稀疏（在刚毛 d_1 水平有一个 1.3～2.4μm 的分隔）。后半背板有条纹，无中板。后侧片Ⅰ之间的角质无点状。阴户后唇较小、较短，前面无分裂；前殖板发育不全，轻度硬化。刚毛 sci 和刚毛 sce 细且短，长度相等或稍有差异（sce 不足 35μm 长）。足Ⅲ、Ⅳ的长度和宽度相等或几乎相等。膝节Ⅰ只有 1 根非常短的感棒（5～7μm）。

1. 间马尘螨（*Malayoglyphus intermedius*）

为体型较小的螨类。

雌螨：躯体长 218～243μm。末体背板后半部分明显有点状，条纹比背部其他部位的条纹宽且排列稀疏（图 4-23）。刚毛 sci 和 sce 相等或几乎相等（13～15μm 长）。交配囊正中线有一个外部开口，在肛裂的稍微靠后一点；囊的后部（更靠外面）稍微膨大；囊的内小孔周围包绕着一个径向扩大的硬化环（图 4-24）。

雄螨（图 4-24）：躯体长 165～176μm。后半背板的后部条纹较粗、呈点状、硬化（图 4-28）。刚毛 sce 和 sci 长度相等或几乎相等（11～13μm 长）。

2. 卡美马尘螨（*Malayoglyphus carmelitus*）

为体型较大的螨类。

雌螨：躯体长 317～350μm（图 4-25）。末体背板的后半部分的点状不明显（图 4-25）。交配囊的外部开口周围包绕着一个较小的点状区域。内部小孔硬化，形状似广口杯，无径向扩大（图 4-26）。刚毛 sce（30～35μm）明显比刚毛 sci（15μm）长（图 4-25）。

雄螨：躯体长 235～285μm（图 4-27）。后半背板的后半部分有一个较大的无条纹点状板（图 4-27）。刚毛 sce（大约 30μm 长）明显比刚毛 sci（13～15μm）长（图 4-28）。

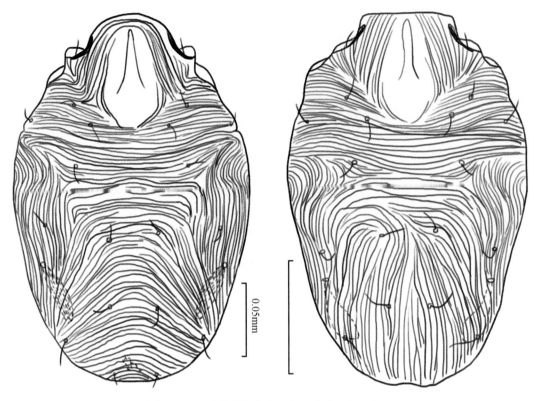

图 4-23　间马尘螨雌螨（左）和雄螨（右）背面

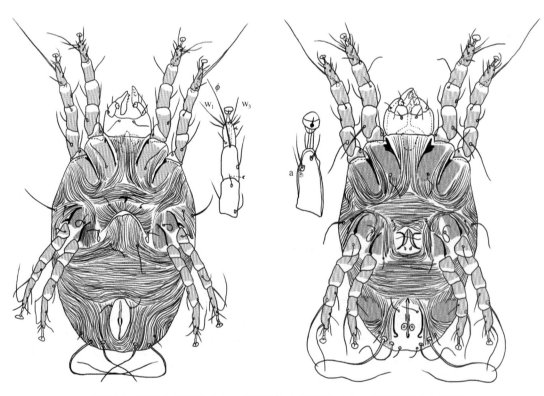

图 4-24　间马尘螨雌螨（左，足Ⅰ粗大）和雄螨（右，跗节Ⅲ粗大）腹面

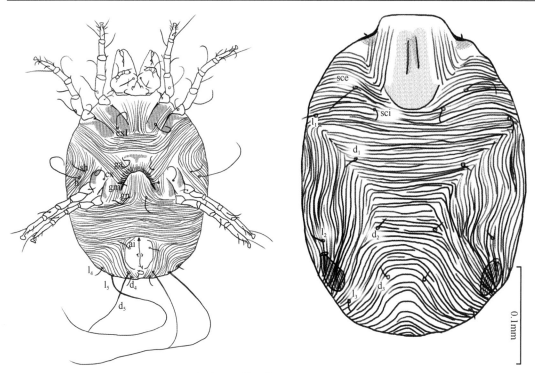

图 4-25 卡美马尘螨雌螨腹面（左）和背面（右）

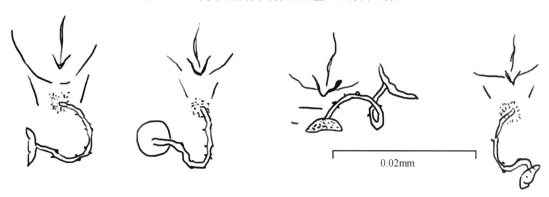

图 4-26 卡美马尘螨的交配囊

Ⅳ. 尘螨属（*Dermatophagoides* Bogdonov，1864）

雌雄两性背部表皮条纹排列比较稀疏（在刚毛 d_1 水平有一个 1.1～2.4μm 的分隔）。刚毛 sci 和 sce 相差很大，sce 长且粗。膝节 Ⅰ 有 2 根相差很大的感棒。

雄螨：刚毛 sce 至少 110μm 长。肛周角质环状轮廓无齿状。肛吸盘发育良好。足Ⅲ明显比足Ⅳ粗且长，足Ⅲ约是足Ⅳ的 1.6 倍长。至少跗节 Ⅰ 有一个顶突；跗节Ⅲ的顶点下有一个结实的分叉（二分裂）脊刺（刚毛）；跗节Ⅳ有 2 个小交配跗节吸盘。

雌螨：表皮有非点状条纹，后半背板有条纹，无中板，基片Ⅰ之间的表皮无点状条纹。刚毛 sci 和 sce 相差很大，sce 长且粗。阴户后唇较小且较短，有前角无齿状边缘；前殖板发育良好且硬化。足Ⅲ与足Ⅳ的长度和宽度相等或几乎相等。

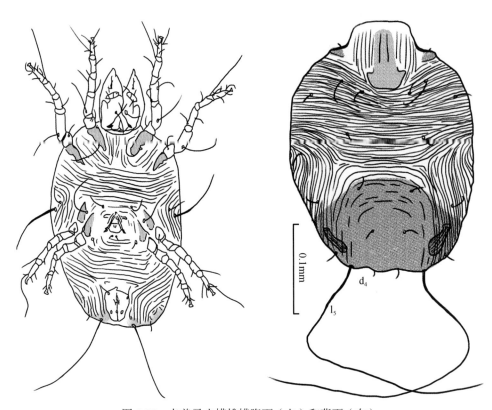

图 4-27　卡美马尘螨雄螨腹面（左）和背面（右）

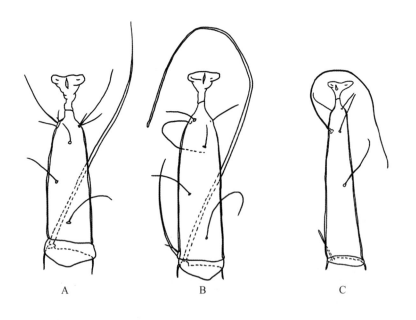

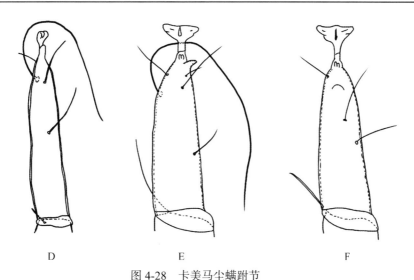

图 4-28 卡美马尘螨跗节

A、B. 雌螨腹面的跗节；C. 雌螨跗节Ⅲ腹面；D. 雌螨跗节Ⅳ腹面；E. 雄螨跗节Ⅲ腹面；F. 雄螨跗节Ⅳ腹面

1. 屋尘螨（*Dermatophagoides pteronyssinus*）

雌螨：交配囊的外部开口位于躯体后缘（图 4-29）。刚毛 d_1 和 e_1（区域 M）的中间部位完全覆盖着竖条纹（图 4-30）。前殖板较厚，明显弯曲（图 4-30）。雌螨的足Ⅰ～Ⅳ见图 4-31。雄螨：只有同型雄螨（足Ⅰ未膨大，基片Ⅰ游离）的后半体板较长（图 4-32），达到或超过刚毛 d_1。肛吸盘直径 12μm，基节Ⅱ融合。跗节Ⅰ有一个明显的顶突和一个非常小的顶突（甲）；跗节Ⅱ无顶突（图 4-32）。

与伊氏尘螨相比较，雄螨后半体背部骨片较短且较宽（图 4-33），宽度/长度（d_1 水平）为 1/（1.8～1.9）。刚毛 d_2 位于脂肪腺开口 40μm 处；刚毛 h_2 和 h_3 的基部硬化程度较低；刚毛 cp 长 80～90μm。足Ⅲ和Ⅳ的高度不等同程度较低，足Ⅲ是足Ⅳ的 1.3 倍粗（股节水平），是足Ⅳ的 1.46 倍长（4 个远端的长度）（图 4-32）。阳茎很细，无弧形基底骨片（图 4-33），有伊氏尘螨的特征。骨化的肛侧环较窄（包绕肛板）；肛周区域周围有条纹，一直向后延伸至刚毛 ps_2 的小窝（图 4-33）。雌螨交配囊非常窄，有统一口径，末端内侧有一个雏菊样（或帽子样）骨片（图 4-29）。肛裂两侧的条纹主要在钝角处弯曲（图 4-34）。

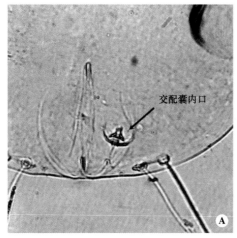

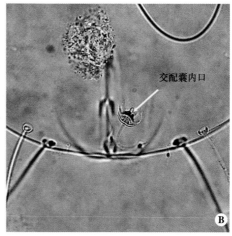

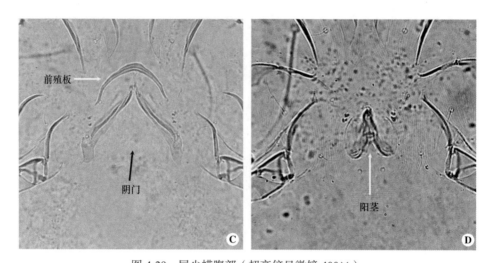

图 4-29　屋尘螨腹部（超高倍显微镜 400×）

A、B. 雌螨腹面交配囊的不同视图；C、D. 生殖区，C 为雌螨腹面阴门和前殖板，D 为雄螨腹面生殖区阳茎的形状

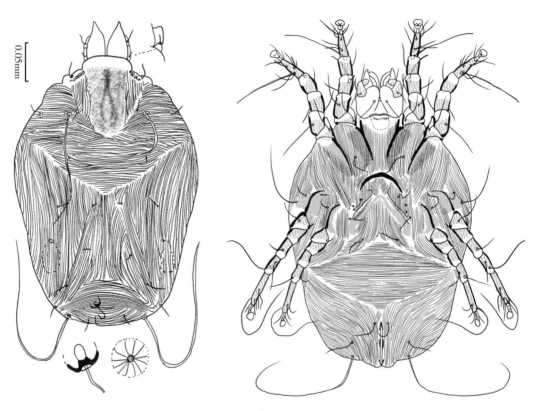

图 4-30　屋尘螨雌螨背面（左）和腹面（右）

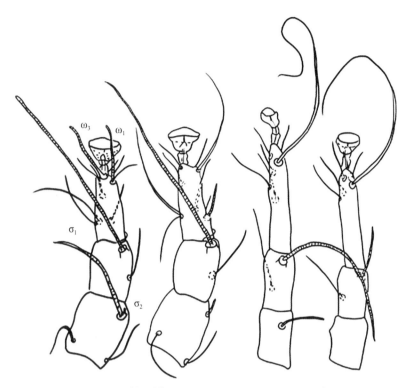

图 4-31　屋尘螨雌螨的足 I ～IV（从左至右）（3 段尖段）

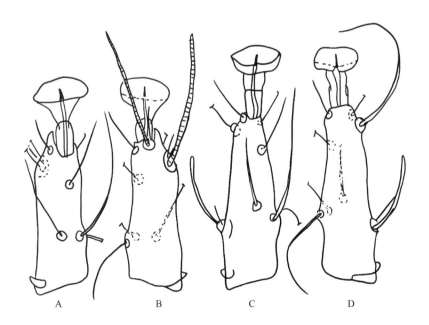

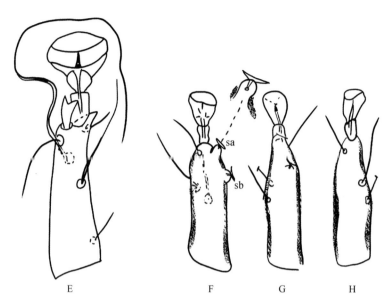

图 4-32 屋尘螨雄螨的足

A、B. 跗节Ⅰ；C、D. 跗节Ⅱ；E. 跗节Ⅲ；F、G、H. 跗节Ⅳ

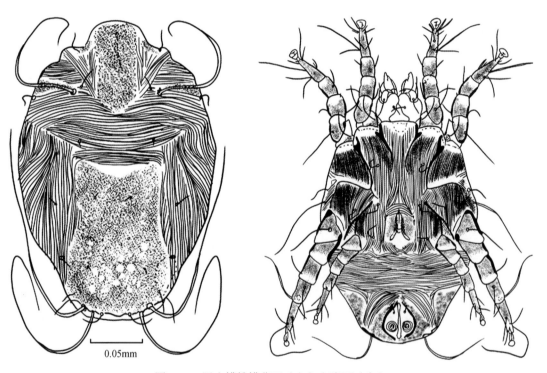

图 4-33 屋尘螨雄螨背面（左）和腹面（右）

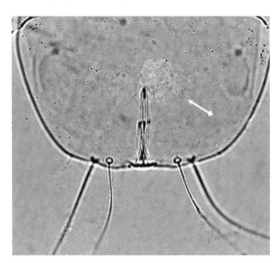

图 4-34 屋尘螨末体肛侧区域的表皮条纹

雌螨腹面（超高倍显微镜 400×）

2. 伊氏尘螨（*Dermatophagoides evansi*）

雄螨：只有同型雄螨（足Ⅰ未膨大，基片Ⅰ游离）。后半体板较长，达到或超过刚毛 d_1。肛吸盘的直径为 11～13μm。基节Ⅱ融合。跗节Ⅰ有 2 个不相等的顶突，跗节Ⅱ。

雌螨：前殖板较厚，高度弯曲。交配囊外孔位于躯体后缘（图 4-35）。刚毛 d_1 和 e_1 的中间部位（M 区）完全被竖条纹覆盖（图 4-36）。

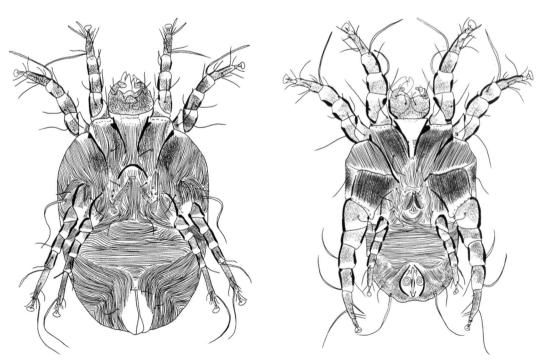

图 4-35 伊氏尘螨雌螨（左）和雄螨（右）腹面

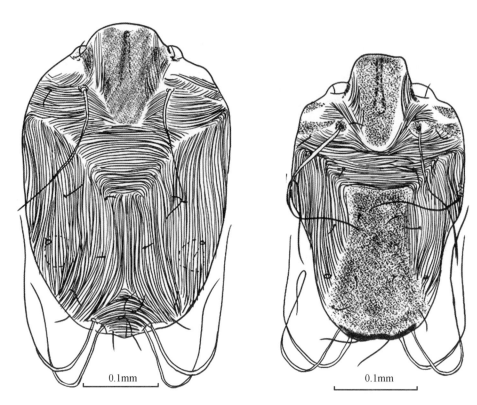

图 4-36　伊氏尘螨雌螨（左）和雄螨（右）背面

与屋尘螨比较，雄螨后半体板较长、较窄，宽度/长度（与刚毛 d_1 同一水平）为 1/2.5。刚毛 d_2 位于脂肪腺开口 55～65μm 处。刚毛 h_2 和 h_3 的基部高度硬化；刚毛 cp 长 110μm。足Ⅲ和Ⅳ高度不相等，足Ⅲ（股节水平）是足Ⅳ的 1.8 倍粗，是足Ⅳ的 1.6 倍长（4 个远端的长度）。阳茎有一个特征性基部骨片；肛周硬化区域宽，覆盖了腹侧后末体的大部分（图 4-40）；肛侧区域周围的条纹仅向后延伸至肛侧吸盘。雌螨交配囊远端 1/3 处明显增大，在近端 2/3 处非常狭窄；交配囊内孔（通向受精囊）和受精囊硬化，且呈郁金香形。

3. 奥氏尘螨（*Dermatophagoides aureliani*）

雄螨：后半体板较短，延伸至与刚毛 d_1 和 e_1 等距离的一个点。无异型雄螨。后半体板的长度大于宽度（中间部位）（图 4-37）。跗节Ⅲ的刚毛 r 是一根短分叉脊刺（位于跗节中间部位）。同型雄螨的表皮内突Ⅰ融合形成 Y 形（图 4-38）。

雌螨：刚毛 d_1 和 e_1 之间的背部条纹呈横向（图 4-39）；M 区的前部分有横直条纹，而 M 区后部分的条纹（刚毛 c_1 和 d_1 之间）高度倾斜，且几乎呈纵向（图 4-37）。交配囊的外部开口位于躯体后缘（图 4-40），小硬化板的中间，紧接着是一个体积大、折射的未硬化空腔［（40～45）μm×（18～21）μm］，呈横向，在躯体后缘下面突出（图 4-40）。前殖板较厚，高度弯曲，无刚毛 3b（图 4-41）。跗节Ⅰ和Ⅱ无弯曲的顶突（甲），基节处的刚毛 1a、3a、4a 和 ps_2 相对较长（58～86μm）。

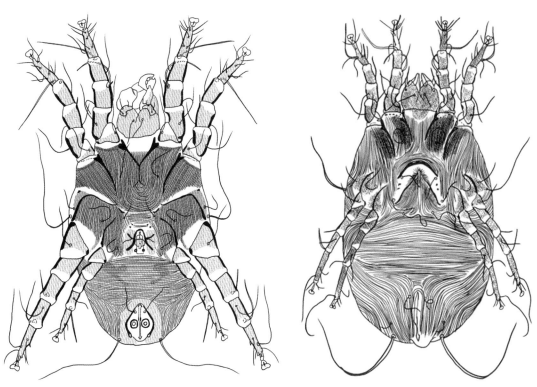

图 4-37　奥氏尘螨雄螨（左）和雌螨（右）腹面

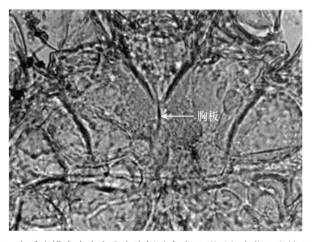

胸板

图 4-38　奥氏尘螨表皮内突Ⅰ在腹侧融合成 Y 形（超高倍显微镜 400×）

与卢氏尘螨、粉尘螨相比，雌螨交配囊的外部开口位于躯体后缘，紧接着是一个体积大、折射的圆柱形未硬化空腔，该空腔为横向，稍微倾斜，38～46μm 长，18～23μm 宽。雌螨后半体板较窄，基片Ⅰ融合，足Ⅰ正常。

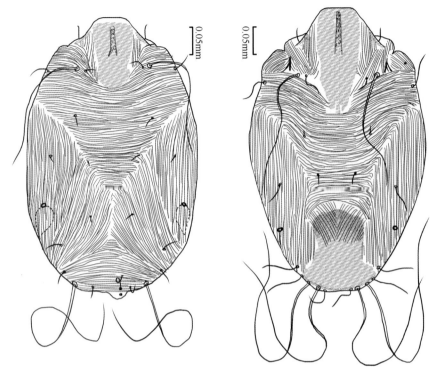

图 4-39　奥氏尘螨雌螨（左）和雄螨（右）背面

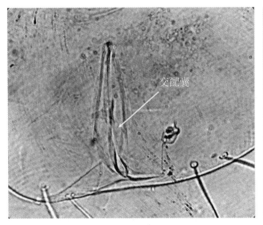

图 4-40　奥氏尘螨交配囊腹面观（超高倍显微镜
400×）

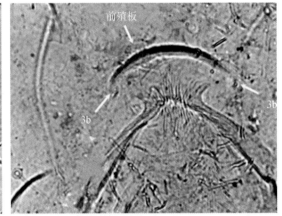

图 4-41　奥氏尘螨雌螨腹面
示前殖板和刚毛 3b 的形状和位置（超高倍显微镜 400×）

4. 谢氏尘螨（*Dermatophagoides sclerovestibulatus*）

雌螨：前殖板较厚、高度弯曲、较长，且侧面有刚毛 3b；刚毛 g 在 4a 的前面较远处。交配囊外孔位于大椭圆硬化板的中间部位[（19～21）μm×（11～13）μm]，位于肛门后角附近；无空腔（图 4-42）。M 区（刚毛 c_1 和 d_1 之间）的背部条纹在该区域的前 1/3 或 1/4 呈横向分布，在该区域的其他部位高度倾斜或呈纵向分布（图 4-43）。刚毛 h 非常短。跗节 I 和 II 有一个弯曲的顶突（甲）。

雄螨：异型雄螨；足 I 比足 II 稍粗，表皮内突 I 融合形成 Y 形（图 4-42）。基节 II 开放；足Ⅲ的长度是足Ⅳ的 1.3～1.4 倍。刚毛 cp 长 65～68μm。刚毛 sce 和 ps$_2$ 的长度分别为 91～93μm 和 41～43μm。后背板较长，达到刚毛 d$_1$ 的基部，但不包括 d$_1$ 的基部。后半体板越向后越明显变窄（图 4-43）。

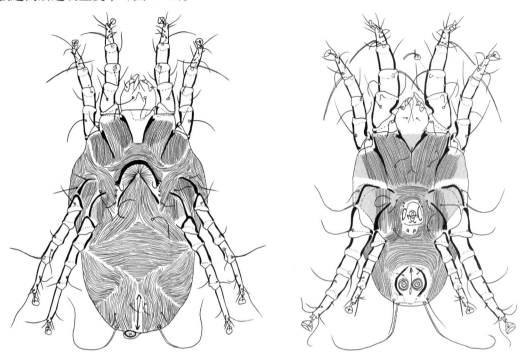

图 4-42　谢氏尘螨雌螨（左）和雄螨（右）腹面

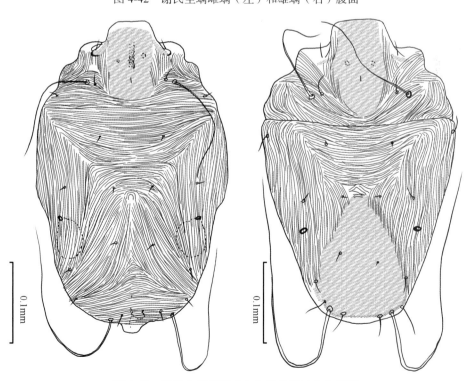

图 4-43　谢氏尘螨雌螨（左）和雄螨（右）背面

5. 卢氏尘螨（*Dermatophagoides rwandae*）

雌螨：交配囊的开口位于一个较小的圆锥形硬化漏斗形空腔深处（图4-44），该漏斗形空腔的长度和宽度相当（6μm），位于躯体后缘。跗节Ⅰ和跗节Ⅱ有一个发育良好的弯曲突（甲）；跗节Ⅰ～Ⅳ的长度分别为45μm、57μm、60μm、66μm；膝节Ⅰ的感棒长度分别为38μm和7μm。M区（刚毛d_1和e_1之间）表皮条纹非常倾斜且几乎纵向分布（图4-44）。刚毛cp非常短（25～35μm）；刚毛h_3长130～150μm。刚毛g和4a几乎位于同一横线上，长度几乎相等。前殖板较厚、高度弯曲、较长，且侧面有刚毛3b。

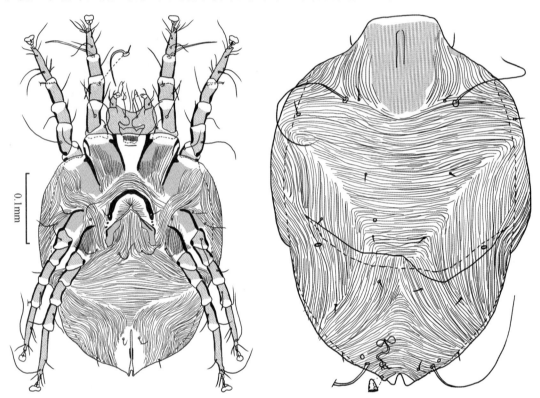

图4-44　卢氏尘螨雌螨腹面（左）和背面（右）

6. 新热带尘螨（*Dermatophagoides neotropicalis*）

雄螨：同型雄螨或异型雄螨（图4-45）。后背板长，呈梯形，向前稍微变窄（图4-46），包括刚毛d_1。刚毛cp长100～120μm，刚毛sce长120～150μm，ps_2长50～65μm。基节Ⅱ开放；足Ⅲ的长度是足Ⅳ的1.3～1.4倍。

雌螨：交配囊长45～50μm，较窄，但远端部分（外部）稍微变宽且有非常细的环状纹；囊的开口位于躯体后缘突起的圆形乳突上，无空腔（图4-45）。刚毛d_1和e_1之间有横向条纹。M区的前部分有横直条纹；M区后半部分的条纹明显凸出，但未在中线上构成角度（图4-46）。刚毛cp粗且长（100～110μm）。刚毛4a明显比刚毛g长，刚毛g更靠后，刚毛g和刚毛4a几乎位于同一横线上。前殖板较厚，高度弯曲，侧面有刚毛3b（图4-47、图4-48）。跗节Ⅰ和Ⅱ有弯曲的顶突。

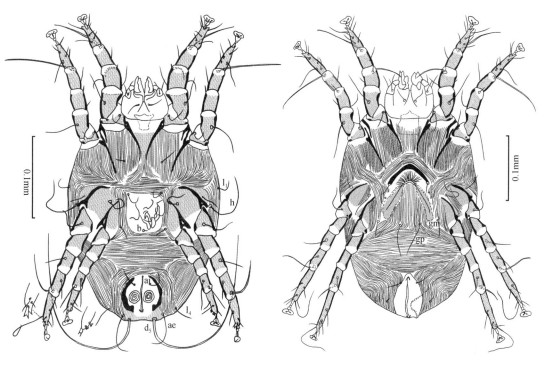

图 4-45 新热带尘螨雄螨（左）和雌螨（右）腹面

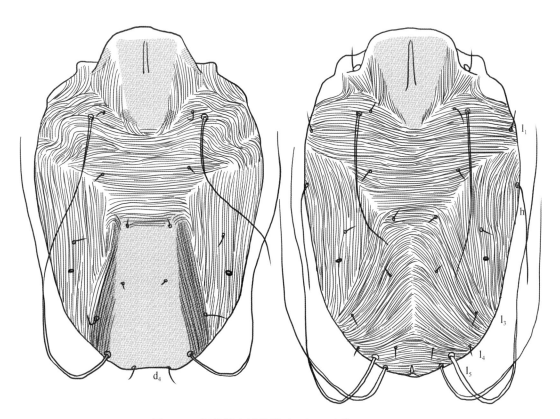

图 4-46 新热带尘螨雄螨（左）和雌螨（右）背面

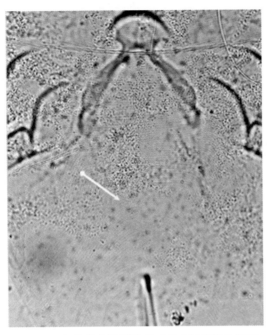

图 4-47　新热带尘螨雌螨背面观（超高倍显微镜
400×）

M 区后半区域的条纹

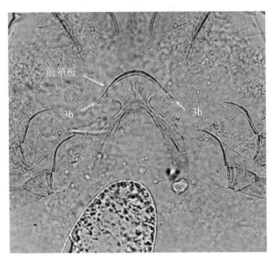

图 4-48　新热带尘螨雌螨腹面观（超高倍显微镜
400×）

前足体腹侧面，前殖板和刚毛 3b 的形状和位置

7. 简尘螨（*Dermatophagoides simplex*）

雌螨：刚毛 cp 相对较长。刚毛 4a 明显比刚毛 g 长，刚毛 g 明显比刚毛 4a 靠前。前殖板较厚、高度弯曲、较长，且侧面有刚毛 3b。交配囊成形；囊的外部开口位于角质环椭圆板的中间（8.5μm×6μm），位于末体后缘腹侧 15μm 处，距离肛门（肛裂）20μm；交配囊管非常细长（80μm），无空腔。跗节 Ⅰ 和 Ⅱ 有一个弯曲的顶突（图 4-49）；跗节 Ⅲ 和跗节 Ⅳ 上的刚毛基部膨大。M 区后半部分的条纹高度倾斜，呈倒 V 形（图 4-50）。

雄螨：体型较小的螨种，躯体长约 270μm。后半体板长，向刚毛 d_1 的基部延伸并超过 d_1，一直向前延伸至靠近刚毛 c_1（而非 d_1）的某一个点，并向侧面延伸至刚毛 e_2；刚毛 e_2 位于后背板的边缘。肛吸盘较大。肛周角质环状轮廓的长度和宽度相当（图 4-49）。足 Ⅲ 的长度是足 Ⅳ 的 1.52 倍。跗节 Ⅱ 无顶突（甲），跗节 Ⅰ～Ⅳ 的长度分别为 39μm、45μm、47μm、32μm，基节 Ⅱ 开放。异型雄螨：表皮内突 Ⅰ 融合成 Y 形（图 4-49）。

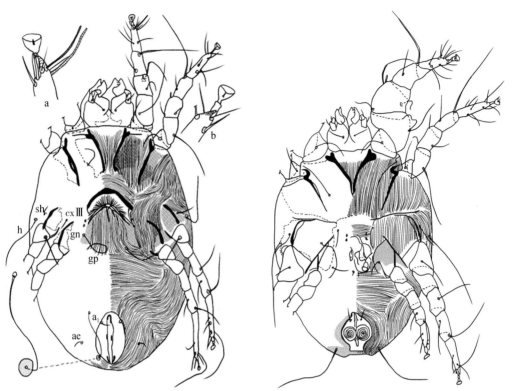

图 4-49　简尘螨雌螨（左）和雄螨（右）腹面

a. 跗节Ⅰ的尖端（背面）; b. 跗节Ⅱ的尖端（背面）

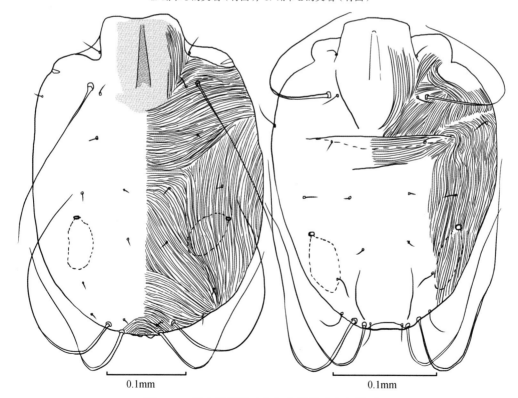

图 4-50　简尘螨雌螨（左）和雄螨（右）背面

8. 差足尘螨（*Dermatophagoides anisopoda*）

雄螨（已知仅雄螨）：雄螨异胚型。体型较大的螨种，躯体长 313～317μm。后背板较长，明显延伸至超过刚毛 d_1 的基部。基节Ⅱ开放。肛吸盘较大，基片Ⅰ融合成 Y 形。跗节Ⅱ有一个较粗的弯曲顶突。跗节Ⅰ～Ⅳ的长度分别为 45μm、54μm、54μm、36μm。刚毛 e_2 位于后半体板侧面。肛周角质环轮廓的宽度明显大于长度。足Ⅲ的长度是足Ⅳ的 1.42 倍。

9. 粉尘螨（*Dermatophagoides farinae*）

雄螨（图 4-51）：有基片Ⅰ游离（和正常的足Ⅰ）的同型雄螨，或基片Ⅰ融合形成 V 形或 Y 形且足Ⅰ膨大的异型雄螨（图 4-52、图 4-53）。躯体长 285～345μm。后背板较短，向前延伸至与刚毛 d_1 和 e_1 距离相等的某个点，后背板宽大于长（中间）（图 4-54），跗节Ⅲ上的刚毛 r 细，位于基部，同型雄螨的基片Ⅰ游离。

雌螨：躯体长 395～435μm，前足体背板的长度大约是宽度的 1.4 倍。交配囊的外部开口位于肛门后 1/3 的腹侧（图 4-51）；M 区后部分的条纹（刚毛 d_1 和 e_1 之间）仅稍微突出（图 4-54）。雌螨附肢Ⅲ和附肢Ⅳ的形态见图 4-55，前殖板呈新月形（图 4-56、图 4-57）。囊的空腔硬化程度较高，形状似葫芦烟斗（图 4-56）；该囊未延伸超过空腔。

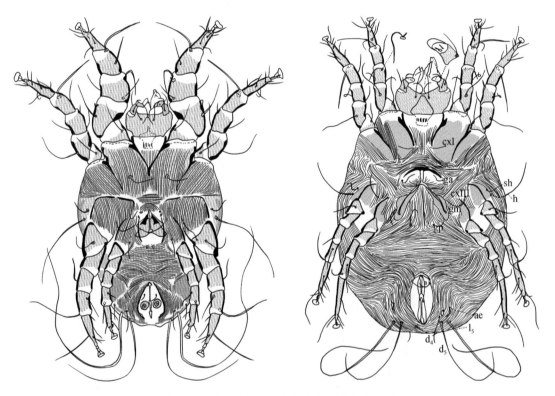

图 4-51　粉尘螨雄螨（左）和雌螨（右）腹面

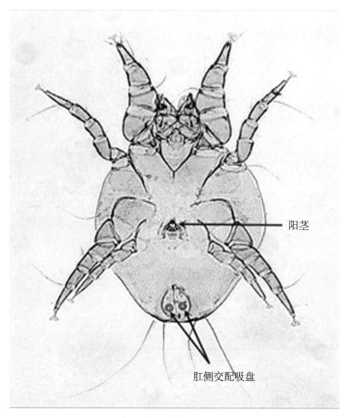

图 4-52　粉尘螨雄螨腹面（光镜 10×）

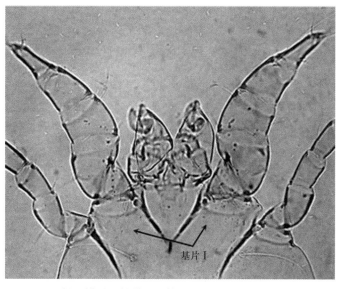

图 4-53　粉尘螨异型雄螨前足体腹面（超高倍显微镜 400×）

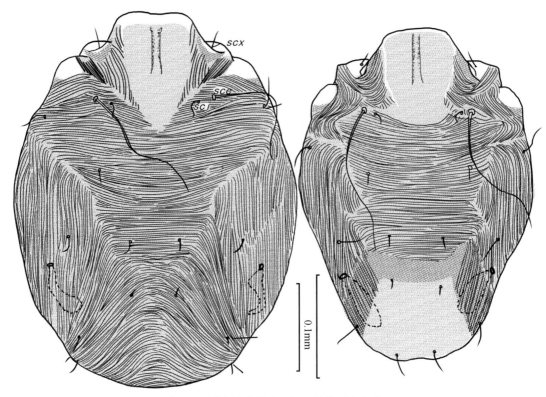

图 4-54　粉尘螨雌螨（左）和雄螨（右）背面

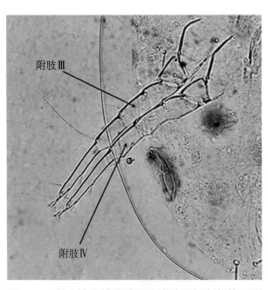

图 4-55　粉尘螨雌螨附肢Ⅲ和附肢Ⅳ超高倍镜下形态（400×）

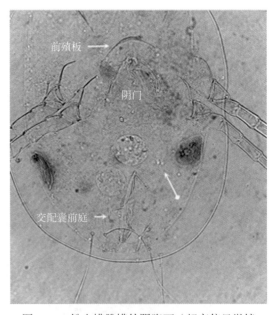

图 4-56　粉尘螨雌螨外阴腹面（超高倍显微镜400×）

外阴腹面形成的前殖板和交配囊前庭；在末端的肛侧区域的表皮条纹图案（头）

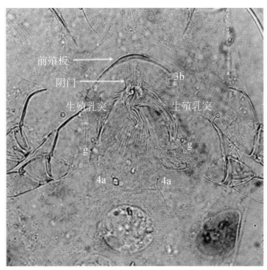

图 4-57　粉尘螨雌螨腹面（超高倍显微镜 400×）

示前殖板（前生殖突、前殖片）、生殖乳突和生殖毛序

10. 丝泊尘螨（*Dermatophagoides Siboney*）

为体型较小的螨种。

雌螨：躯体长 260～315μm，前半体背板的长度大约是宽度的 2 倍。M 区后部分（刚毛 d_1 和刚毛 e_1 之间）的条纹仅稍微凸出（图 4-58）。囊的外部开口位于肛门后 1/3 的腹侧，囊的第一部分形成（有时候未形成）一个硬化小囊（空腔），生殖板呈新月形（图 4-59）。

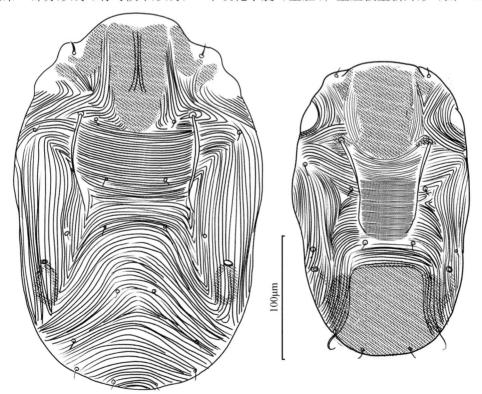

图 4-58　丝泊尘螨雌螨（左）和雄螨（右）背面

雄螨：躯体长 200～250μm。所有已知雄螨都是同型雄螨，基片Ⅰ游离。后半体背板较短，宽度大于长度（中间）（图 4-59），向前延伸至与刚毛 d_1 和 e_1 距离相等的某个点。跗节Ⅲ上的刚毛 r 细且位于基部（图 4-60）。

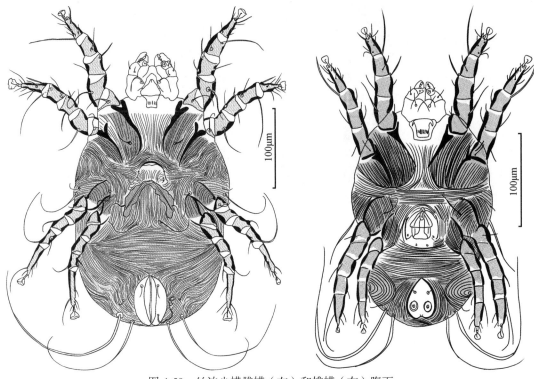

图 4-59　丝泊尘螨雌螨（左）和雄螨（右）腹面

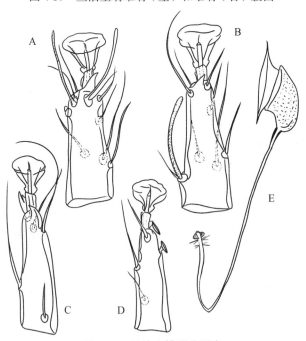

图 4-60　丝泊尘螨跗节形态

A. 跗节Ⅰ；B. 跗节Ⅱ；C. 跗节Ⅲ；D. 跗节Ⅳ；E. 交配囊

11. 微角尘螨（*Dermatophagoides microceras*）

雄螨（图 4-61）：有"粉尘螨群"的特征。雄螨体型比丝泊尘螨大。躯体长 285～345μm，雄螨或为有游离基片 I 的同型雄螨（前足几乎正常）或为表皮内突 I 融合形成 V 形或 Y 形的雄螨。后背板较短，宽度超过长度（中间），向前延伸至与刚毛 d_1 和 e_1 等距离的某一点。跗节 III 上的刚毛 r 细且位于基部。

雌螨（图 4-62）：躯体长 395～435μm。M 区后部分（刚毛 d_1 和 e_1 之间）的条纹稍微凸出。前半体背板的长度大约是宽度的 1.4 倍。前殖板呈新月形。交配囊的外部开口位于肛门后 1/3 的腹侧，囊开口位于覆片非硬化沟的底端。囊无空腔，囊的第一部分稍微扩张，硬化程度明显低于粉尘螨。跗节 I 的顶突通常都非常小或无。

微角尘螨和粉尘螨在以下几个细节方面不同（图 4-63）：①接纳阳茎的交配囊部分的形状和尺寸之间有种的差异；②刚毛 4a 相对于生殖器表皮内突后内角的位置在两个螨种中有差异，对于粉尘螨，生殖器表皮内突后内角（前殖板）与生殖器刚毛 4a 基部之间的距离之比为 1：（2～2.5），而在微角尘螨中，该比值从未低于 1：3，通常接近 1：4。在两个螨种中，跗节 I 和 II 的尖端可能有或无几丁质化刺突，取决于晚周期的具体阶段：①微角尘螨雌螨和第三若螨的跗节 I 上有一个较小的钝突 s，而在粉尘螨中，该突起明显且有锋利的尖端；②在微角尘螨中，雌螨的跗节 II 上无突起 s，而在粉尘螨中，突起 s 的形状和尺寸与跗节 I 相同；③在微角尘螨雄螨的跗节 I 上无突起 s，而在粉尘螨中，该位置有一个较小的钝突；④在微角尘螨中，雄螨跗节 II 上无突起 s，而在粉尘螨雄螨中，跗节 II 上有一个明显的手指样突出；⑤前若螨阶段，微角尘螨跗节 I 的突起小且钝，但在粉

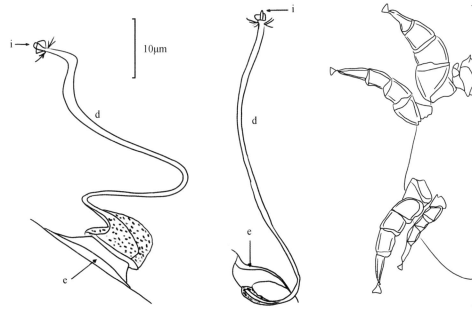

图 4-61　微角尘螨雄螨的生殖系统

e. 漏斗状的外生殖孔；d. 薄壁管；i. 内孔

图 4-62　尘螨属雌螨腹面身躯右侧，微角尘螨和粉尘螨（均为雌螨）足的相对尺寸

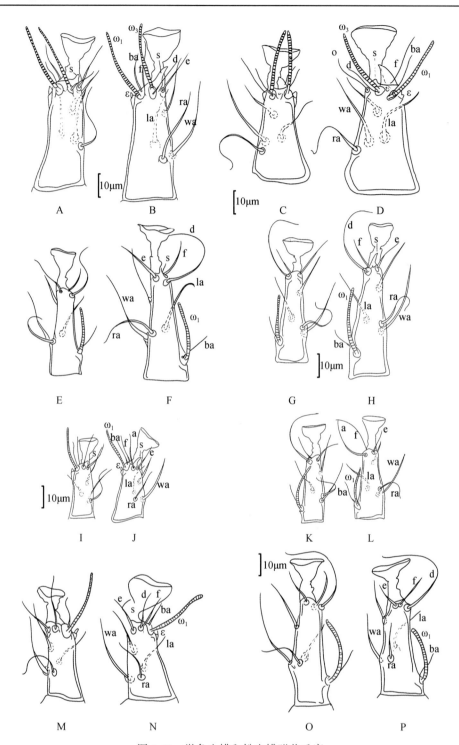

图 4-63　微角尘螨和粉尘螨跗节毛序

A. 微角尘螨雄螨跗节Ⅰ的毛节；B. 粉尘螨：ω 为感棒；ε 为芥毛；d、e、ra、etc 为刚毛；s 为角质突；C. 微角尘螨雌螨跗节Ⅰ的毛序；D. 粉尘螨雌螨跗节Ⅰ的毛序；E. 微角尘螨雌螨跗节Ⅱ的毛序；F. 粉尘螨雌螨跗节Ⅱ的毛序；G. 微角尘螨雄螨跗节Ⅱ的毛序；H. 粉尘螨雄螨跗节Ⅱ的毛序；I. 微角尘螨第一若螨跗节Ⅰ的毛序；J. 粉尘螨第一若螨跗节Ⅰ的毛序；K. 微角尘螨第一若螨跗节Ⅱ的毛序；L. 粉尘螨第一若螨跗节Ⅱ的毛序；M. 微角尘螨幼螨跗节Ⅰ的毛序；N. 粉尘螨幼螨跗节Ⅰ的毛序；O. 微角尘螨幼螨跗节Ⅱ的毛序；P. 粉尘螨幼螨跗节Ⅱ的毛序

尘螨的跗节Ⅰ上，该突起很明显，弯曲且锋利；⑥就第一若螨而言，微角尘螨的跗节Ⅱ上无突起 s，而粉尘螨有一个微小的突起；⑦对于幼螨而言，微角尘螨的跗节Ⅰ上无突起，而在粉尘螨中可观察到一个微小的突起。在两种螨跗节Ⅲ和跗节Ⅳ上能找到的第二性特征（图 4-64）。

微角尘螨雌螨的主要形态鉴别要点具有可变性：①跗节Ⅰ上有或无顶突；②刚毛 4a 之间的距离为 37～54μm；③生殖器表皮内突后内角（前殖板）与生殖刚毛 4a 基部之间的距离之比的为 1∶（1.5～5.2）。因此，形态鉴别要点应该仅仅以交配囊外空腔的形状为依据，雌螨中外空腔较小且硬化程度较低。这是两螨种之间最重要的鉴别因素——雌螨的交配空腔的方向和形状及雄螨交配器官的大小。

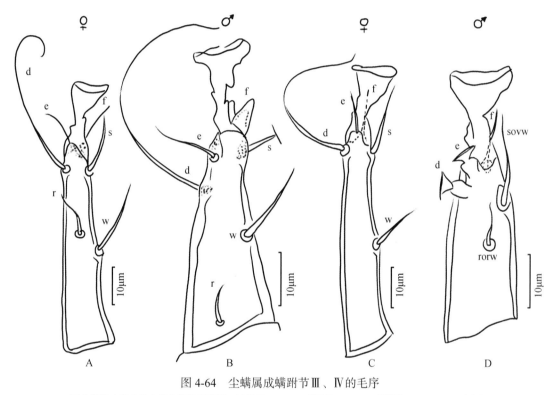

图 4-64 尘螨属成螨跗节Ⅲ、Ⅳ的毛序

示在微角尘螨和粉尘螨中能找到的第二性特征：A、B. 跗节Ⅲ；C、D. 跗节Ⅳ；sovw、rorw 为突起

12. 迪氏尘螨（*Dermatophagoides deanei* Archibaldo and Neide，1986）

雌螨：刚毛 d₁ 和 e₁ 之间为横向条纹。M 区的前部分有横直条纹；M 区后半部分的条纹明显凸出，但未在中线上构成角度（图 4-65）。刚毛 *cp* 粗且长（100～110μm）。刚毛 4a 明显比刚毛 g 长，刚毛 g 更靠后，刚毛 g 和刚毛 4a 几乎位于同一横线上。前殖板较厚，高度弯曲，侧面有刚毛 3b。交配囊长度为 45～50μm，较窄，但远端部分（外部）稍微变宽且有非常细的环状纹；囊的开口位于躯体后缘突起的圆形乳突上，无空腔（图 4-66）。跗节Ⅰ和Ⅱ有弯曲的顶突。

雄螨（图 4-65、图 4-67）：同型雄螨或异型雄螨。后背板长，呈梯形，向前稍微变窄，包括刚毛 d₁。刚毛 cp 长 100～120μm，刚毛 sce 长 120～150μm，ps₂ 长 50～65μm。基节Ⅱ

开放；足Ⅲ的长度是足Ⅳ的1.3～1.4倍（图4-68）。尘螨属奥氏尘螨、卢氏尘螨、谢氏尘螨、新热带尘螨、迪氏尘螨的交配囊见图4-69。

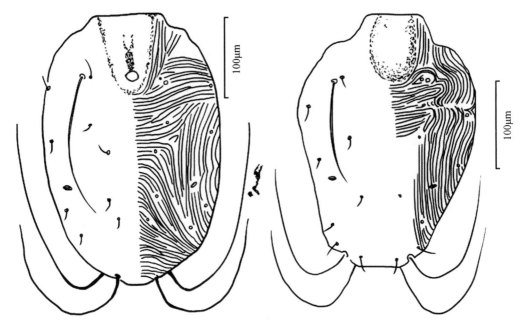

图4-65　迪氏尘螨雌螨（左）和雄螨（右）背面

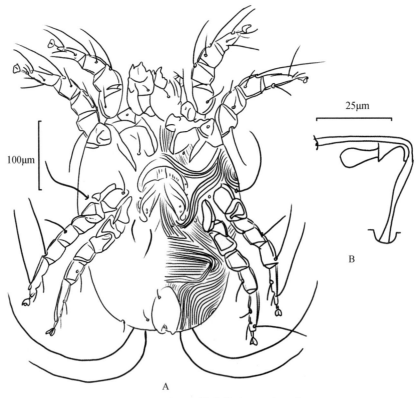

图4-66　迪氏尘螨雌螨腹面和交配囊

A. 雌螨腹面；B. 交配囊

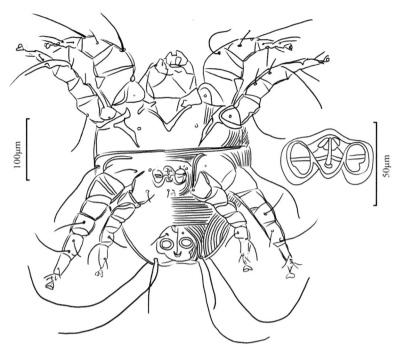

图 4-67 迪氏尘螨雄螨腹面

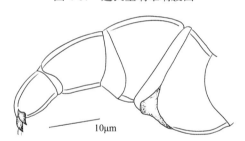

图 4-68 迪氏尘螨雄螨的足 I

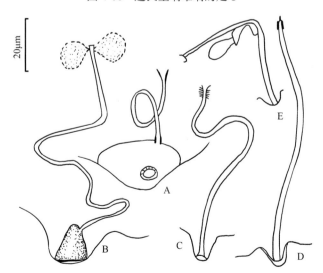

图 4-69 尘螨属不同螨种的交配囊

A. 奥氏尘螨；B. 卢氏尘螨；C. 谢氏尘螨；D. 新热带尘螨；E. 迪氏尘螨

第五章 粉螨总科

Klimov P. B.（2011）记述了粉螨总科（Acaroidea）5 科、49 属、180 种。本书记述了粉螨科（Acaridae）的粉螨属（*Acarus*）、食酪螨属（*Tyrophagus*）、向酪螨属（*Tyrolichus*）、嗜酪螨属（*Tyrborus*）、嗜菌螨属（*Mycetoglyphus*）、食粉螨属（*Aleuroglyphus*）、根螨属（*Rhizoglyphus*）、生卡螨属（*Sancassania*）、狭螨属（*Thyreophagus*）和皱皮螨科（Suidasiidae）的皱皮螨属（*Suidasia*）常见螨种鉴别要点，这些螨种常见于屋尘或储藏物品中。

一、粉 螨 科

自由生活的螨类，分布在多种环境中，如储藏食品、农业环境、室内场所等，以及昆虫、鸟类和小型哺乳动物的巢穴等。已知一些类群是储藏食品的害虫。休眠体（异态第二若螨）是昆虫、哺乳动物或鸟类的寄生虫，但是某些物种的休眠体出现了形态退化。背侧躯体被一个颈沟分为前半体和后半体。通常存在前足体背侧骨片，且发育良好。角质光滑、粗糙或增厚，形成板，不是匀称起皱。躯体刚毛通常光滑，有时呈轻微的齿状或叶状，但不会出现明显的齿状。雌螨的阴户呈倒立的 V 形，纵裂被生殖褶覆盖，各有一对生殖乳突。无前殖板（前生殖板表皮内突）。雄螨通常有肛侧和跗节吸盘。阳茎通常发育良好。足通常比较发达。螯通常发育良好，并连接到跗节远端。可能会存在肉质跗端节。如果跗端节细长，则雄螨的螯有二分裂。跗节 I、II 上的感棒 ω 起源于本节的基部。

属和种成螨的主要特点

1. 顶外毛起源于与顶内毛相同水平的前足体板前角附近，或稍微靠后 ………………………………………… 2
   顶外毛发育不完全或无，且起源于前足体板侧缘中间附近 …………………………………………………… 7
2. 对于膝节 I，感棒 σ_1 的长度超过 σ_2 的 3 倍；雌螨爪从未二分裂；雄螨股节膨大，腹侧有 1 或 2 个圆锥形突起 ……………………………………………………………………………………………… 粉螨属（*Acarus*）
   膝节 I 上，感棒 σ_1 的长度不足 σ_2 的 3 倍；雄螨股节增大，且无腹侧圆锥形突起 …………………… 3
3. 胛内毛长于胛外毛；螯肢和足颜色很浅 ………………………………………………………………………… 4
   胛内毛比胛外毛短；螯肢和足呈红褐色 …………………………… 椭圆食粉螨（*Aleuroglyphus ovatus*）
4. 顶外毛比膝节短，起源于后侧，朝向顶内毛 ………………… 菌食嗜菌螨（*Mycetoglyphus fungivorus*）
   顶外毛等于或长于膝节，几乎起源于顶内毛的相同水平 …………………………………………………… 5
5. 刚毛 c_1 和 d_2 的长度大概相等，但比 e_1 和 h_1 短 ………………………………………………………… 6
   刚毛 d_2 的长度是 c_1 的 4～6 倍 ……………………………………………… 干向酪螨（*Tyrolichus casei*）
6. 跗节 I 的背侧尖端上的刚毛 e 短，呈针状；跗节末端有 5 根腹侧端刺，其中中间的 3 根增厚
   ………………………………………………………………………………………… 食酪螨属（*Tyrophagus*）

　　刚毛 e 通常呈脊刺状；跗节末端有 3 根腹刺······嗜酪螨属（*Tyroborus*）

7. 有刚毛 sci，尽管通常都较短；后半体有数量最多的背毛（12 对）·······8
　　无刚毛 sci；后半体最多有 7 对背毛·······9

8. 在跗节 I 和 II 上，刚毛 ba 膨大，形成一个粗短的圆锥形脊刺，位于 ω_1 附近···根螨属（*Rhizoglyphus*）
　　在跗节 I 和 II 上，ba 是一根细长刚毛·······生卡螨属（*Caloglyphus*）（=*Sancassania*）

9. 成螨无刚毛 c_1、c_2、d_1 和 f_2，骨片上有刚毛 h_1；刚毛 h_2、h_3 和 ps_1 的基部组成一个三角形，位于后侧骨化突出的腹侧面；雄螨后半体背侧后缘有一个突起·······食虫狭螨（*Thyreophagus entomophagus*）
　　无刚毛 c_1 和 f_2，后半体背侧大多数刚毛都长于至下一个后刚毛的距离；雄螨有一个末端后扩大，有 4 根进化的扇状刚毛·······尾囊螨属（*Histiogaster*）

I. 粉螨属（*Acarus* Linnaeus，1758）

　　膝节 I 上的感棒 σ_1 的长度至少是感棒 σ_2 的 3 倍，刚毛 ve 的长度不足刚毛 vi 的一半，刚毛 ve 起源于前足体背侧骨片的前角附近，或稍微靠后，跗节 I 的腹端有前端毛（proral）（p、q）和爪毛（u、v），表现为细而不短的粗短脊刺，刚毛 c_1 和 d_2 较短，刚毛 sce 的长度与刚毛 sci 相等，刚毛 scx 通常从基部开始膨大，有深齿状。

　　雌螨：足 I 膨大，股节 I 有一个粗短的腹侧隆起或突，膝节 I 的腹侧角质有微小增厚，阳茎侧臂向后支持分叉。

　　雌螨：生殖系统的特征性结构，体壁有几丁质化凹陷，交配囊扩大管的外部开口，几丁质化钟形结构通往受精囊，几丁质化开口通向薄壁输卵管，雌螨的爪没有二分裂。

异态第二若螨（休眠体）的主要特征

1. 在背腹板的末端有 3 个或更多个足 I 和 II 的节片，延伸并超过体缘；颚体有一对较长的末端鞭状刚毛；吸盘板上有 8 个明显的吸盘（能动休眠体）·······2
　　足较短；足 I 和足 II 的背腹板跗节是唯一完全可见的节；颚体发育不完全，不存在鞭状刚毛；吸盘板上只有一对发育良好的吸盘（不活动休眠体）·······3

2. 后半体刚毛 c_1、d_1、e_1 和 d_2 仅仅稍微短于刚毛（sci 和 sce）；刚毛 sci 的长度大约是刚毛 c_1 的 1.2 倍，是 d_2 的 1.5 倍；刚毛 c_1 和 d_2 的长度大约是 h_1 的 3 倍。生殖刚毛的基部以及侧面的一对基节吸盘几乎成直线，吸盘基部和刚毛基部之间的距离小于刚毛基部的宽度·······粗脚粉螨（*Acarus siro*）
　　后半体刚毛明显短于肩板；刚毛 sci 的长度大约是 c_1 的 2 倍，是刚毛 d_2 的 3 倍；刚毛 c_1 和 d_2 的长度大约与 h_1 相等；生殖刚毛的基部刚好位于基节吸盘基部的前面；吸盘基部和刚毛基部之间的距离大约与刚毛基部的宽度相等·······褐足粉螨（*Acarus farris*）

3. 在吸盘板上，中间有一对发育不全的吸盘，周围靠前的一对吸盘发育较好；跗节 III 和 IV 上的所有刚毛都短于跗节的长度，呈脊刺样，向来不会呈叶状；感棒 ω 较长，至少是跗爪的 2 倍·······静粉螨（*Acarus immobilis*）
　　中间一对吸盘发育良好，周围的吸盘发育不全；跗节 III 和 IV 上的所有刚毛都长于跗节的长度；呈叶状或齿状；感棒 ω_1 至少比跗爪短 3 倍·······薄粉螨（*Acarus gracilis*）

成螨的主要形态特征

1. 背毛 d_1 的长度不超过 c_1 的 2 倍·······2
　　背毛 d_1 的长度是 c_1 的 4～5 倍·······薄粉螨（*Acarus gracilis*）

2. 后半体刚毛 c_2、d_2、e_2、c_1、d_1、e_1 和 h_1 较短；尤其是背毛 d_1 或 e_1 的长度不超过其基部至刚毛基部的距离，刚好位于刚毛后面：粗脚粉螨（*Acarus siro complex*）·······················3
   后足体刚毛 c_2、d_2、e_2、c_1、d_1、e_1 和 h_1 较长；通常情况下，既定群体中的大多数个体的 d_1 和 e_1 的长度大于其基部与刚毛基部之间的距离，刚好位于刚毛后面··
   ·····································**长刚毛种群**［包括巢粉螨（*Acarus nidicolous*）］

3. 跗节Ⅰ和Ⅱ的腹侧端刺 s 较大，长度大约与跗爪相等，腹后缘凹陷，尖端向后；感棒 $\omega 1$ 位于侧面，跗节Ⅱ倾斜，末端扩大前有明显的"鹅颈"·······················**粗脚粉螨**（*Acarus siro*）
   脊刺 s 细长，大约是跗爪长度的一半，腹后缘凸出，尖端向前；感棒 $\omega 1$ 呈 45°角，末端膨大前无明显的颈··4

4. 感棒 $\omega 1$ 的侧面从基部开始逐渐膨大，然后变狭窄，在膨大端头前面形成一个不明显的颈。头部最宽处的宽度等于干部最宽处的宽度·······················**褐足粉螨**（*Acarus farris*）
   感棒 $\omega 1$ 的侧面几乎平行，扩展成一个明显的蛋状端头，端头最宽处的宽度大于干部最宽处的宽度··········
   ···**静粉螨**（*Acares immobilis*）

1. 粗脚粉螨（*Acarus siro*）

雌雄两性刚毛 sce 稍微短于刚毛 *sci*，刚毛 d_1 的长度在 c_1 与 e_1 之间，从不会超过 c_1 的 3 倍，刚毛 scx 从基部开始膨大，成为较粗的齿状，跗节Ⅰ和Ⅱ上的感棒较长、倾斜，跗节背侧与感棒前侧之间的角很少超过 45°（通常在 30°左右）。

雌螨：跗节Ⅰ、Ⅱ的刚毛 s 较大，长度大约与爪间突爪相等，刚毛的腹后缘凹陷（图 5-1 和图 5-2），爪尖朝后，刚毛有较稀疏的齿状，与雄螨相同，交配囊开口通向一个较窄的可扩大管，该管与一个硬化的钟形结构相连（图 5-3），刚毛 ps_3 的长度是 ad_3、ad_2 和 ad_1 的 2 倍，刚毛 ps_2 是 ad_3、ad_2 和 ad_1 的近 4 倍。阴户特征：位于基节Ⅲ和基节Ⅳ之间（图 5-4、图 5-5）。

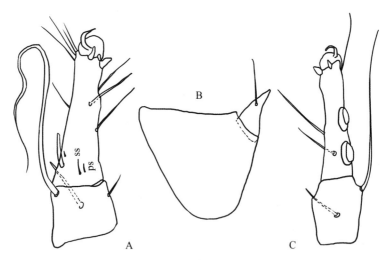

图 5-1　粗脚粉螨足的跗节

A. 雌螨足Ⅰ的跗节；B. 雄螨足Ⅰ的股节；C. 雄螨足Ⅳ的跗节

雄螨：跗节Ⅱ上的刚毛爪间突较大，与爪间突爪的长度相当（图 5-2），该刚毛的腹后缘凹陷，爪尖朝后，刚毛 scx 从基部开始膨大，成为较粗的齿状，阳茎侧壁向后分叉，阳茎是一个弧形管，有一个钝端（图5-6）。

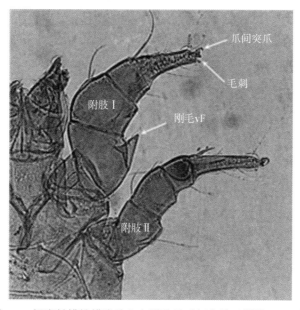

图5-2 粗脚粉螨雄螨附肢Ⅰ和附肢Ⅱ（超高倍显微镜400×）

示股节Ⅰ上的刚毛 vF、爪间突爪、毛刺

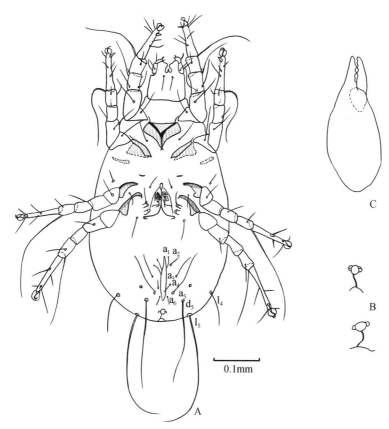

图5-3 粗脚粉螨雌螨腹面（A）、交配囊（B）和螯肢（C）

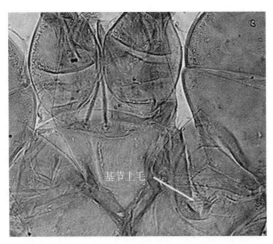

图 5-4　粗脚粉螨雌螨基节上毛的形状（超高倍显微镜 400×）

　　休眠体：可活动型，颚体有发育良好的感棒，腹后附着器官（吸盘板）发育良好，有 8 个明显吸盘，足部发育良好，有正常刚毛和感棒，胛毛相对较长。胛内毛的长度大于齿槽、后半体刚毛 c_1 之间的距离，d_1、d_2 和 e_1 较长，延伸至超过下一个最靠后刚毛的基部。胛内毛的长度大约是 c_1 的 1.5 倍，是 d_1 的 1.2 倍，刚毛 c_1 和 d_1 的长度大约是 h_1 的 3 倍，生殖刚毛基部和侧面一对基节吸盘几乎成直线，吸盘基部和刚毛基部的距离小于刚毛基部的宽度。

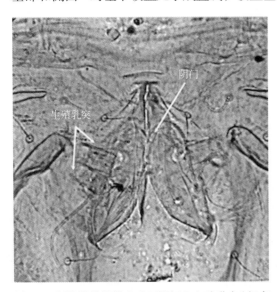

图 5-5　粗脚粉螨雌螨生殖区阴门和生殖乳突（超高倍显微镜 400×）

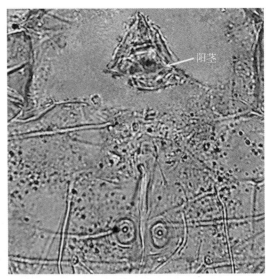

图 5-6　粗脚粉螨雄螨腹面生殖区和肛区（超高倍显微镜 400×）

2. 小粗脚粉螨（*Acarus farris*）

　　雌雄两性胛外毛的长度与胛内毛几乎相等，刚毛 d_1 的长度介于 c_1 和 e_1 之间，从不会超过 c_1 的 3 倍。大多数背毛较短，刚毛 d_1 和 e_1 未延长至下一根后刚毛的基部，跗节 Ⅱ 的感棒 ω_1 较短、紧凑，侧面从基部开始逐渐膨大，在膨大为端头之前变窄，形成一个不明显的颈，端头最宽部分的宽度与干部最宽部分的宽度相等，感棒前缘与跗节 Ⅱ 背面之间成角更接近 90°，而不是 45°。

雄螨：雄螨的跗节Ⅱ有一根细长的刚毛 s，长度是爪间突的 1/2～2/3，向前；刚毛的腹后缘凸出，刚毛尖端朝前。

雌螨：跗节Ⅰ～Ⅱ有一根细长的刚毛 s，长度是螯间钳的 1/2～2/3（图 5-7），刚毛腹后缘凸出，尖端向前，刚毛 ad_3、ad_2 和 ad_1 的长度几乎相等，ps_3 大约是其 1/3，ps_2 大　　　　约是其 2 倍（图 5-8）。阴户与粗脚粉螨（*A. siro*）相似。后半体刚毛 c_1、d_1、d_2 和 e_1 明显

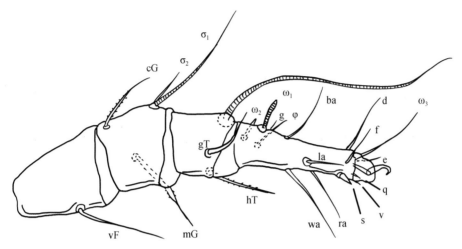

图 5-7　小粗脚粉螨雌螨的足Ⅰ放大图

ω、φ、σ 为感棒；ba、d、e、f、la、ra、wa、q、v、gT、hT、cG、mG、vF 为刚毛

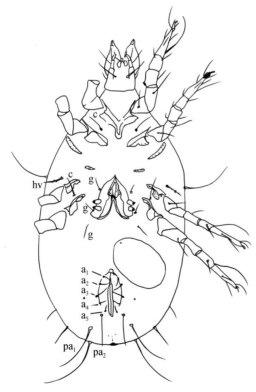

图 5-8　小粗脚粉螨雌螨腹面

hv、g、c、a_1～a_5、pa_1、pa_2 为刚毛

比胛毛短，且未延伸至下一根最靠后刚毛的基部，刚毛 sci 的长度至少是刚毛 c_1 和 d_1 的 2 倍，刚毛 c_1 和 d_1 的长度大约等于刚毛 h_1。生殖刚毛的基部刚好位于基节吸盘基部的前面，吸盘基部与刚毛基部之间的距离约等于刚毛基部的宽度（图 5-9、图 5-10）。

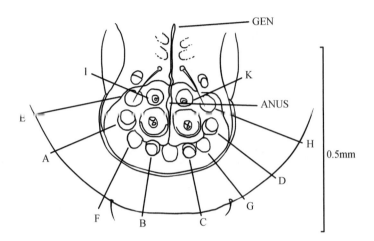

图 5-9 小粗脚粉螨休眠体的吸盘板

A～D 为吸盘；E～H 为副吸盘；I、K 为前吸盘；GEN 为生殖孔

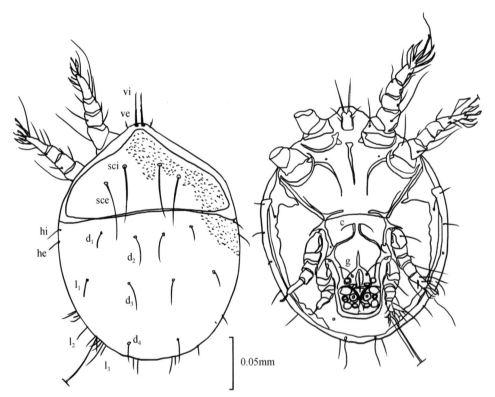

图 5-10 小粗脚粉螨的休眠体：背面（左）和腹面（右）

ve、vi、sce、sci、hi、he、l_1～l_3、d_1～d_4、c 为躯体上的刚毛；g 为生殖刚毛

3. 静粉螨（*Acarus immobilis*）

刚毛 sce 的长度大约与刚毛 sci 相等，刚毛 d_1 的长度介于刚毛 c_1 和 e_1 之间，从不会超过 c_1 的 3 倍。大多数背毛都较短。刚毛 d_1 和 e_1 未延长至下一根后刚毛的基部，跗节 Ⅱ 的感棒 ω_1 的侧面几乎平行，膨大形成一个明显的卵形端头，端头的宽度大于干部的最宽部分。跗节背侧与感棒前侧之间的夹角通常为 45°～50°。

雄螨：跗节 Ⅱ 有一根细长的刚毛 s，长度大约是爪间突的一半，刚毛的腹后缘突出，刚毛尖端向前。

雌螨：跗节 Ⅰ、Ⅱ 有一根细长的刚毛 s，刚毛的腹后缘突出，刚毛尖端向前。

休眠体：不动体，足短（足 Ⅰ 和 Ⅱ 的背腹板跗节是唯一完全可见的节）。刚毛发育程度极低或无（图 5-11），颚体发育不完全，无鞭状刚毛（感棒）。后腹侧附着器官发育不完全，吸盘板上至多只有一对发育良好的吸盘，中间的一对吸盘发育不全，前侧周围的一对中度发育，跗节 Ⅲ 和 Ⅳ 上所有刚毛的长度都小于跗节的长度，呈脊刺样，从未出现叶形。跗节 Ⅰ 上的感棒 ω_1 较长，长度至少是螯间钳的 2 倍（图 5-12）。

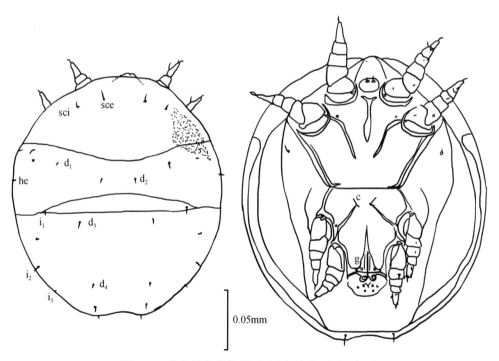

0.05mm

图 5-11　静粉螨休眠体背面（左）和腹面（右）观

sce、sci、d_1～d_4、he、i_1～i_3 为躯体上的刚毛

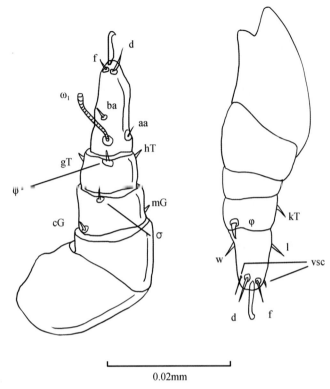

0.02mm

图 5-12 静粉螨休眠体足：足 I 右侧（左）和足Ⅳ右侧（右）

ω_1、φ、σ 为感棒；aa、ba、d、f、gT、hT、cG、mG、l、kT、w、vsc 为刚毛

4. 薄粉螨（*Acarus gracilis*）

胛毛较短，长度大约与 e_1 相等，刚毛 sce 的长度稍长于 sci，刚毛 d_1 的长度是 c_1 的 4～5 倍，是 e_1 的 2 倍（图 5-13～图 5-16）。

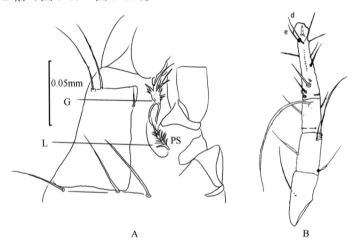

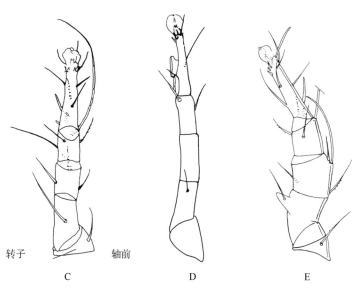

转子 轴前

C D E

图 5-13 薄粉螨的足

A. 右足Ⅰ的侧面；B. 左足Ⅰ的背面；C. 左足Ⅰ的腹面；D. 足Ⅳ的侧面；E. 右足Ⅰ的内侧。PS. 基节上毛；G. 格氏器；L. 侧骨片

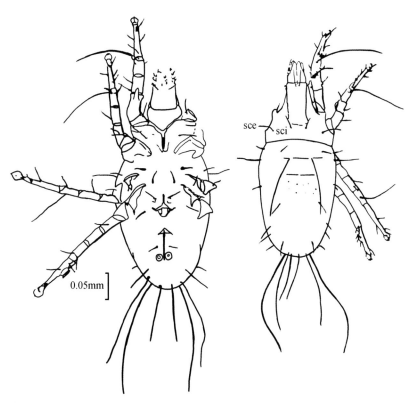

图 5-14 薄粉螨雄螨腹面（左）和背面（右）

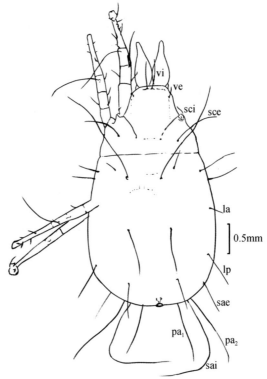

图 5-15　薄粉螨雌螨背面

ve、vi、sce、sci、la、lp、sae、sai、pa₁、pa₂ 为躯体上的刚毛

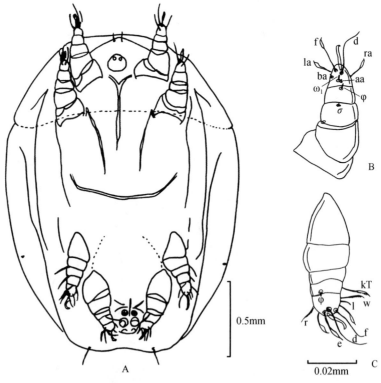

图 5-16　薄粉螨休眠体的腹面（A）和足 I（B）、足 IV（C）的背面

ω₁、φ、σ 为感棒；aa、ba、d、e、f、la、l、ra、r、w、kT 为刚毛

5. 巢粉螨 (*Acarus nidicolous*)

雌雄两性背毛较长，刚毛 d_1 和 e_1 通常延伸超过下一根后刚毛的基部，雌螨的跗节 I ～ II 及雄螨的跗节 II 有纤细的刚毛 s，长度大约是爪间突的一半，刚毛腹后缘突出，刚毛尖端向前，胛毛和某些后足体刚毛呈齿状，感棒 ω_1 短且厚，其厚度大于胫节感棒 phi 基部的厚度，侧面平行于不明显的端头。雌螨膝节 I 上有两个刺突。

II. 食酪螨属 (*Tyrophagus* Oudemans，1924)

雌雄两性刚毛 ve 明显带刺，相对较长，长度大于膝节 I 的长度，通常位于前足体板前侧角附近，刚毛 ve 多与 vi 处于同一水平面，向下弯曲，刚毛 sci 长于 sce，刚毛 c_1 和 d_2 的长度通常几乎相等，短于 e_1 和 h_1；跗节 I 上的背侧端毛 e 呈针状，跗节 I 上有 5 根腹侧刚毛，其中中间 3 根增厚，胫节 I 上的感棒 σ_1 的长度不到 σ_2 的 3 倍，跗节的腹端有前端毛和爪毛，通常是较短的粗短脊刺，有时候其中一对或两对严重退化或无。跗节 I ～ II 的长度超过基部宽度的 2 倍，端毛比爪毛细，但长度相似，格氏器呈手指状。雌螨的足 I 无变异、未膨大，股节腹侧无突起。

成螨的主要特点

1. 刚毛 d_2 的长度大约是 c_1 的 2 倍 ························· **热带食酪螨** (*Tyrophagus tropicus*)
   刚毛 d_2 的长度大致与 c_1 相等 ·· 2
2. 前足体板的前侧边缘有色斑（角膜）··· 3
   前背板的前缘无色斑 ··· 7
3. 刚毛 scx 较短（不足 20μm），呈刀状，无梳状结构（或有几个非常小的梳状结构）；刚毛 e_2 比 h_2 短得多
   ··· **短毛食酪螨** (*Tyrophagus brevicrinatus*)
   刚毛 scx 呈齿状；刚毛 e_2 非常长，长度与 h_2 相似 ······································· 4
4. 刚毛 d_1 的长度大约是 c_1 的 2 倍；刚毛 scx 在基部 2/3 处明显膨大，有 7～8 对相对较短的钝齿纹；感棒 ω_1 与腐食酪螨 (*Tyrophagus putrescentiae*) 相似，可能更细长 ··········· **瓜食酪螨** (*Tyrophagus neiswanderi*)
   刚毛 d_1 的长度超过 c_1 的 2 倍 ··· 5
5. 刚毛 scx 在梳状结构基部开始膨大，通常有 4 对以上的梳状结构 ······························ 6
   刚毛 scx 细长，从基部至尖端逐渐变细，通常仅有 2～4 个梳状结构
   ··· **罗食酪螨** (*Tyrophagus robertsonae*)
6. 刚毛 scx 在基部 2/3 处中度增宽，有 6 对长且细的梳状结构；感棒 ω_1 粗短，只有中间部位稍微扩大 ·····
   ··· **萨食酪螨** (*Tyrophagus savasi*)
   刚毛 scx 在基部高度膨大，有 5～6 对相当长的梳状结构；感棒 ω_1 远端 2/3 处变宽，末端是一个明显的尖端 ··· 7
7. 刚毛 d_1 较短，长度最多是 d_2 和 c_1 的 2 倍 ··· 8
   刚毛 d_1 的长度总是 d_2 和 c_1 的 2 倍以上 ··· 9
8. 感棒 ω_1 长且细，向端头逐渐变细，末端是一个带尖的头，或端头稍微扩大；阳茎长且细，逐渐变细，稍微弯曲 ··· **长食酪螨** (*Tyropizagus longior*)
   感棒 ω_1 较厚，有一个明显膨大的端头；阳茎粗短，且尖端较短 ······ **似食酪螨** (*Tyrophagus similis*)
9. 感棒 ω_1 细长，中间稍微扩大，然后又缩小，形成一个小端头；雄螨的阳茎较小且狭窄，呈浅 S 曲线形

·· 阔食酪螨（*Tyrophagaus palmarum*）

感棒 ω_1 短且厚，两边平行，扩大成一个明显的头部；雄螨阳茎较大，沿着长径有一个钩号，在远端
截断··· 8

10. 刚毛 d_1 几乎位于刚毛 c_1 和 e_1 的中间，d_1 和 c_1 的基部之间的距离大于刚毛 c_1 的长度··········

··· 尘食酪螨（*Tyrophagus perniciosus*）

刚毛 d_1 与刚毛 c_1 的距离短于刚毛 e_1，d_1 和 c_1 基部之间的距离小于刚毛 c_1 的长度 ·······

·· 福食酪螨（*Tyrophagus formicetorum*）

1. 腐食酪螨（*Tyrophagus putrescentiae*）

腐食酪螨是一种全球性分布的储藏物螨类，多孳生于高脂高蛋白类储藏食物，如奶酪、
培根、花生等。腐食酪螨一代发育时间为 10 天左右（9.5～130 天），具体取决于环境条件，
最佳发育温度为 25℃，最佳相对湿度为 80%～90%。成螨生存期 2～5 个月。该螨可以侵
入人体，引起急性腹泻、尿道上皮损伤、过敏反应，甚至食入该螨污染的食物即可引起全
身性过敏反应。

雌雄两性前足体板的前缘有色斑。刚毛 scx 相对较长，在基部中间处稍微或明显增宽，有
5～8 对较长的梳状结构；刚毛 d_1 明显比 c_1 和 d_2 长（2～3.5 倍）；刚毛 d_2 短，最多也只比 c_1 长
一点；刚毛 c_1 基部之间的距离大约是刚毛 d_1 基部之间距离的 3 倍。刚毛 e_2 大致与后刚毛 e 一
样长；基节板Ⅱ有一个弯曲的后缘，因此该板沿着远端 1/3 明显变窄。跗节Ⅰ和跗节Ⅱ的感棒
ω_1 的末端明显扩大，跗节Ⅰ的感棒 ω_1 在远端 2/3 处增宽。

雌螨（图 5-17、图 5-18）：生殖刚毛 g 比阴户长，肛前周刚毛 ad_1 短于 ad_2，长于肛裂，
内部受精囊器官较大，受精囊的基部扩大、扁平，受精囊管大约在一半长度处明显收缩，
受精囊管的近端逐渐变宽。

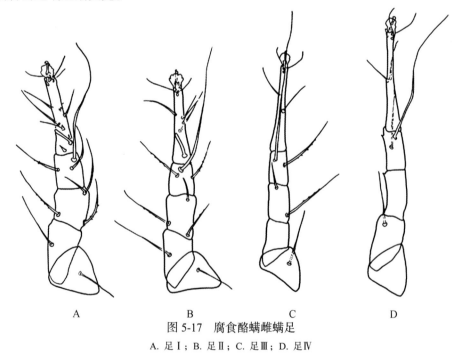

A   B   C   D

图 5-17 腐食酪螨雌螨足

A. 足Ⅰ；B. 足Ⅱ；C. 足Ⅲ；D. 足Ⅳ

雄螨（图 5-19、图 5-20）：阳茎较短（39～41μm），呈 S 形，有两个深弯曲，一个在基部，另一个在尖端 1/3 处。阳茎的远端 1/3 弯曲，与正中部分形成一个 75°～100°的角度，跗节Ⅳ上的跗节交配吸盘与本节基部和尖端部位的距离相等，刚毛 ps_2 的长度是肛裂的 1.8 倍以上（图 5-21、图 5-22）。

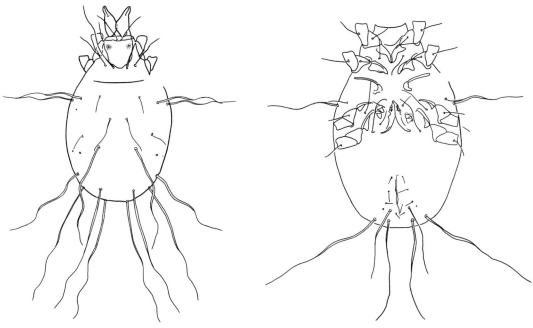

图 5-18 腐食酪螨雌螨背面（左）和腹面（右）

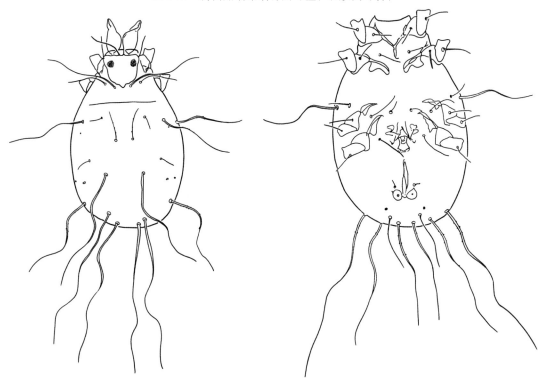

图 5-19 腐食酪螨雄螨背面（左）和腹面（右）

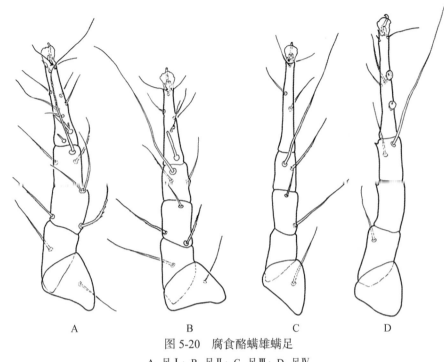

图 5-20 腐食酪螨雄螨足

A. 足Ⅰ；B. 足Ⅱ；C. 足Ⅲ；D. 足Ⅳ

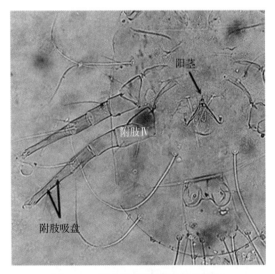

图 5-21 腐食酪螨雄螨后足体腹面
（超高倍显微镜 400×）

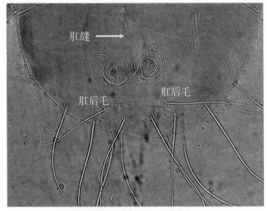

图 5-22 腐食酪螨雄螨末体腹面：肛缝和肛后毛
（超高倍显微镜 400×）

2. 瓜食酪螨（*Tyrophagus neiswanderi*）

前足体骨片的前缘有色斑，刚毛 d_2 较短，最长只比刚毛 c_1 长一点，刚毛 scx 较长，而且总是有梳状结构，刚毛 scx 在基部 2/3 处明显扩大，有 7～8 对相对较短的钝梳状结构，刚毛 e_2 与其余后刚毛同样长，刚毛 d_1 相对较短，是 c_1 的 1.5～1.8 倍，是 d_2 的 1.6～2.1 倍，跗节Ⅰ～Ⅱ有一根细长的感棒 ω_1，两侧平行，末端是一个明显膨大的尖端，后侧片Ⅱ后缘的中间 2/3 处明显凹陷。

雌螨（图 5-23、图 5-24）：肛前周刚毛 ad_1 的长度等于或小于 ad_2，内部受精囊器官较大，受精囊管大小中度或较大，受精囊基部呈漏斗形，受精囊管在中间部位无明显收缩。

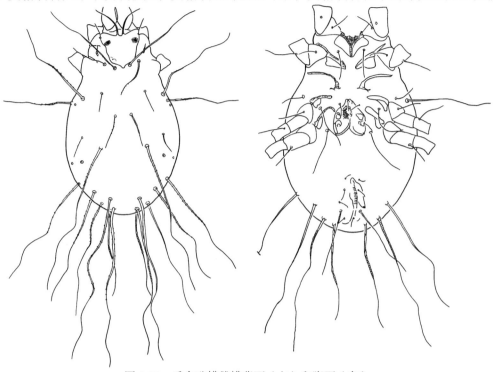

图 5-23　瓜食酪螨雌螨背面（左）和腹面（右）

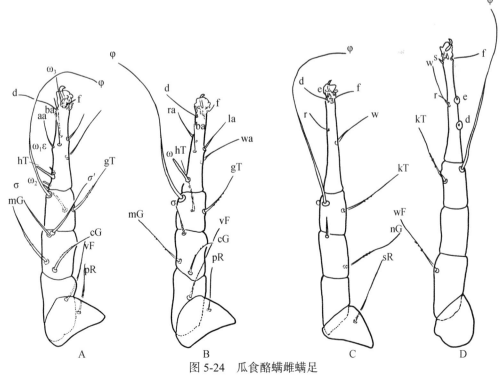

图 5-24　瓜食酪螨雌螨足

A. 足Ⅰ；B. 足Ⅱ；C. 足Ⅲ；D. 足Ⅳ

雄螨（图 5-25、图 5-26）：阳茎未出现明显的 S 形，基部有一个短且粗的弯曲，尖端部分较长，稍微弯曲。跗节Ⅳ的长度未超过胫节和膝节的联合长度，末端跗节交配吸盘与刚毛 r 和 w 起源于同一水平，大约位于跗节中间。

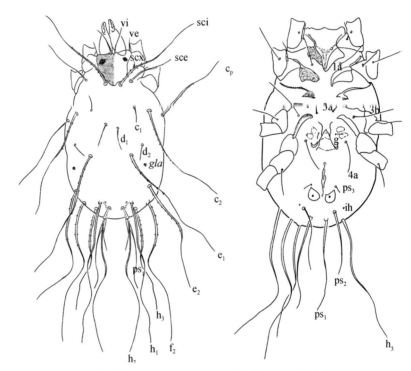

图 5-25　瓜食酪螨雄螨背面（左）和腹面（右）

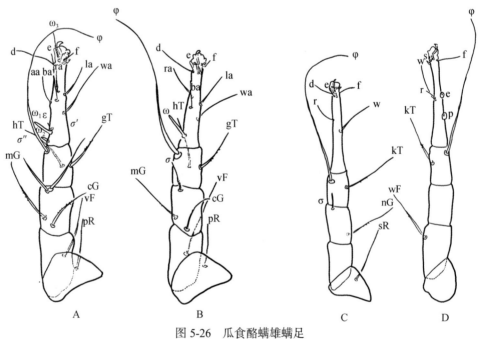

图 5-26　瓜食酪螨雄螨足

A. 足Ⅰ；B. 足Ⅱ；C. 足Ⅲ；D. 足Ⅳ

3. 罗食酪螨（*Tyrophagus robertsonae*）

雌雄两性前足体板前外侧有一对模糊的眼状斑点，刚毛 *scx* 细长，从基部向尖端逐渐变细，通常仅有 2～4 对梳状结构，刚毛 d_2 较短，最多仅稍微长于 c_1；刚毛 e_2 大约与其余后刚毛一样长，刚毛 d_1 明显长于 c_1 和 d_2。跗节 I 的感棒 ω_1 远端扩大。

雌螨（图 5-27、图 5-28）：跗节 IV 的刚毛 r 似刺状，内部受精囊器官非常小，受精囊管细长且短，受精囊基部的周长比受精囊管的大一些。

雄螨（图 5-29、图 5-30）：阳茎非常小（12～13μm），未呈明显 S 形，在基部有一个较短且明显的曲线，顶部很长，仅稍微弯曲。

4. 萨食酪螨（*Tyrophagus savasi*）

雌雄两性前足体骨片的前缘有色斑，刚毛 scx 较长，基部扩大，有 6 对较长较细的梳状结构，刚毛 e_2 的长度大约等于其余后刚毛的长度，刚毛 d_1 较长，是 c_1 的 2.1～2.4 倍，是 d_2 的 2.6～3.1 倍。跗节 I、II 的感棒 ω_1 粗短，中间稍微膨大，末端是一个明显的膨胀端头。基节板 II 中侧片后缘明显凹陷。

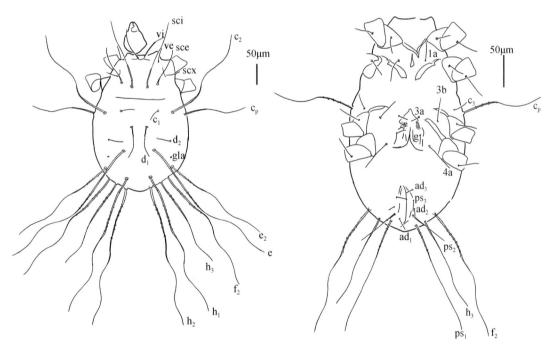

图 5-27　罗食酪螨雌螨背面（左）和腹面（右）

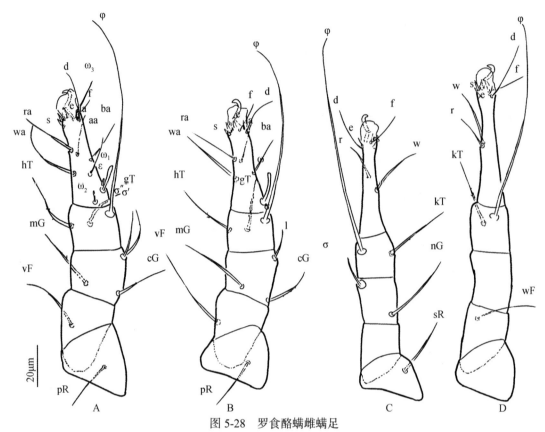

图 5-28　罗食酪螨雌螨足
A. 足 I；B. 足 II；C. 足 III；D. 足 IV

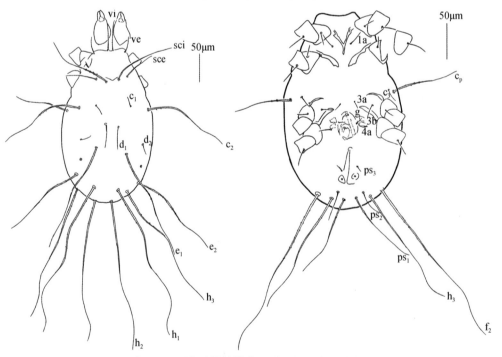

图 5-29　罗食酪螨雄螨背面（左）和腹面（右）

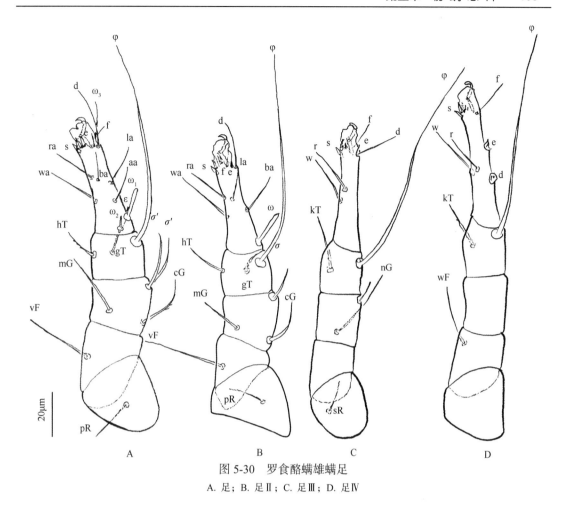

图 5-30　罗食酪螨雄螨足

A. 足Ⅰ；B. 足Ⅱ；C. 足Ⅲ；D. 足Ⅳ

　　雌螨（图 5-31、图 5-32）：前背骨片的前缘有色斑，肛前周刚毛 ad_1 的长度等于或短于 ad_2，内部受精囊器官较大。受精囊的基部呈漏斗形，受精囊管在一半长度处无明显收缩。

　　雄螨（图 5-33、图 5-34）：前足体骨片的前缘有色斑，阳茎未呈明显的 S 形，基部有一个短且粗的曲线，顶部很长，仅稍微弯曲。跗节吸盘与跗节Ⅳ基部和尖端的距离相等（图 5-34）。

5. 长食酪螨（*Trophagus longior*）

　　雌雄两性前足体骨片前缘无色斑，刚毛 scx 较细，基部未膨大，梳状结构有或无。刚毛 d_2 较短，比 c_1 稍长，刚毛 d_1 的长度约是 c_1 和 d_2 的 1.3～2 倍，跗节Ⅰ～Ⅱ的感棒 ω_1 较长，向尖端逐渐变细，尖端锐利，顶部未膨大。

　　雌螨（图 5-35、图 5-36）：前足体骨片的前缘无色斑（角膜），内部受精囊器官较大，受精囊管的大小适中或较大，受精囊基部中度长且非常宽，明显宽于受精囊管。刚毛 ad_2 明显长于 ad_3、ps_2 和 ad_1。

　　雄螨（图 5-37、图 5-38）：刚毛 scx 较细，侧面有较短的倒刺，长度基本相等，支持阳茎的侧骨片向内翻转，阳茎直，仅在远端稍微弯曲，形状似茶壶喷口，阳茎长且细，向自由端逐渐变细。跗节Ⅳ的长度大于膝节和胫节的联合长度，两个跗节交配吸盘与跗节基部的距离均小于与尖端的距离。

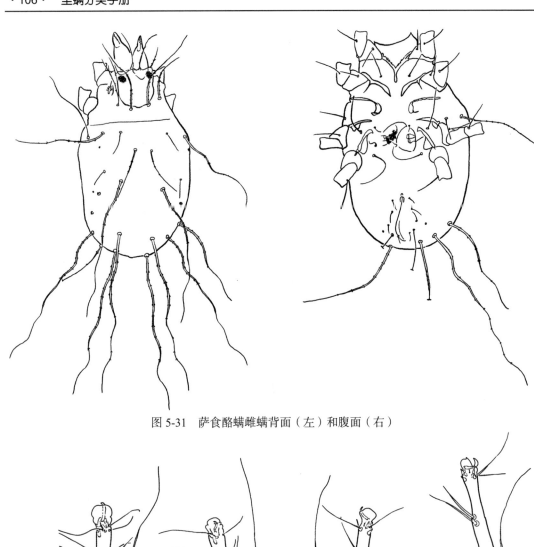

图 5-31　萨食酪螨雌螨背面（左）和腹面（右）

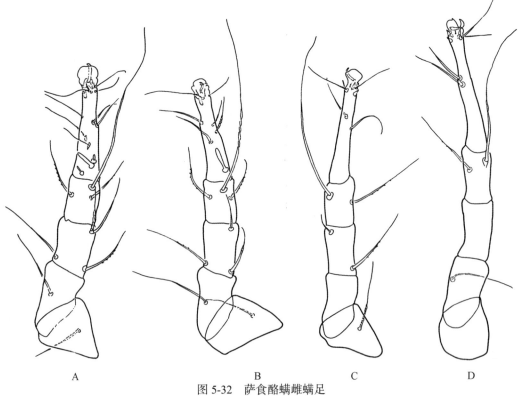

A　　　　　　　　B　　　　　　　C　　　　　　　D

图 5-32　萨食酪螨雌螨足

A. 足Ⅰ；B. 足Ⅱ；C. 足Ⅲ；D. 足Ⅳ

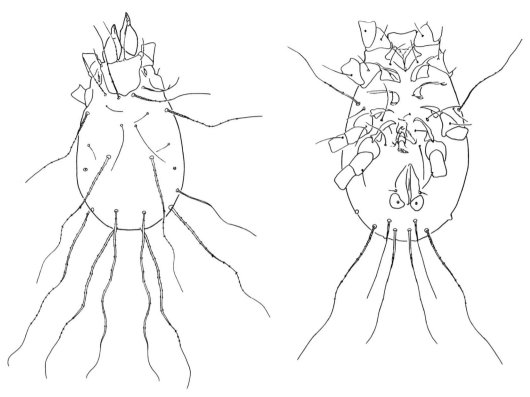

图 5-33　萨食酪螨雄螨背面（左）和腹面（右）

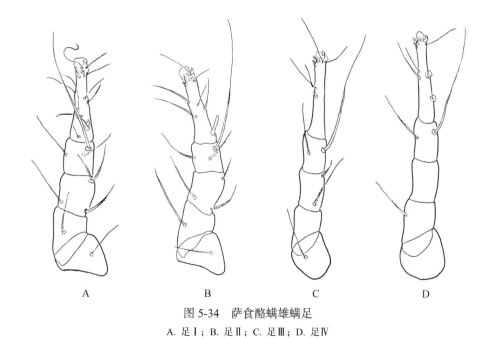

A B C D

图 5-34　萨食酪螨雄螨足

A. 足Ⅰ；B. 足Ⅱ；C. 足Ⅲ；D. 足Ⅳ

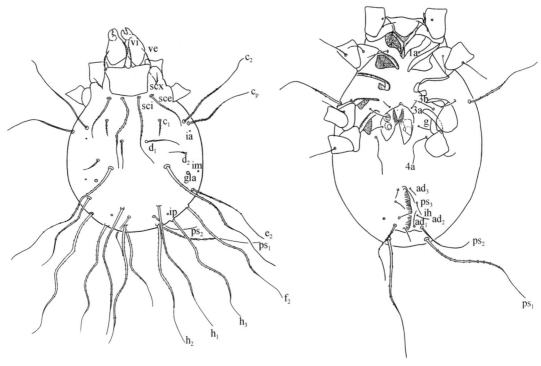

图 5-35 长食酪螨雌螨背面（左）和腹面（右）

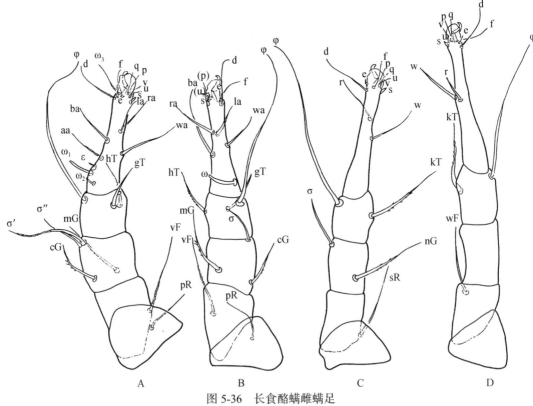

图 5-36 长食酪螨雌螨足

A. 足Ⅰ；B. 足Ⅱ；C. 足Ⅲ；D. 足Ⅳ

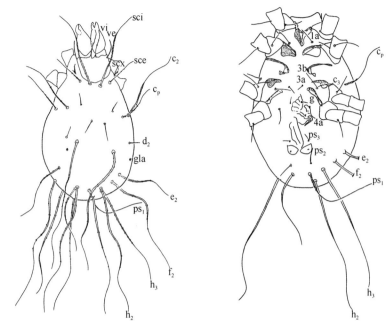

图 5-37 长食酪螨雄螨背面（左）和腹面（右）

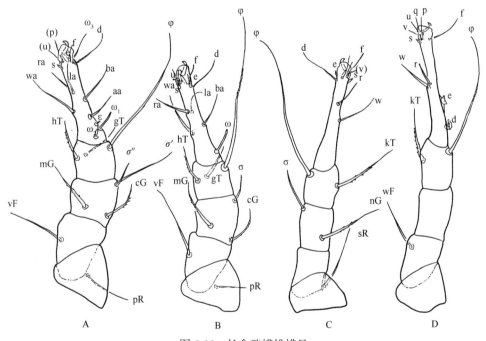

图 5-38 长食酪螨雄螨足

A. 足 Ⅰ；B. 足 Ⅱ；C. 足 Ⅲ；D. 足 Ⅳ

6. 热带食酪螨（*Tyrophagus tropicus*）

雌雄两性前足体板前缘无色斑，刚毛 scx 的基部扩大程度大于腐食酪螨，且尖端锥形体更细。跗节 Ⅰ 和 Ⅱ 上的感棒 ω_1 在尖端稍微扩大。刚毛 d_2 的长度大约是 c_1 的 2 倍（1.6～2 倍）。

雌螨（图 5-39、图 5-40）：肛侧刚毛、阴户、内部受精囊（s.a.）/受精囊管（s.d）、交配囊（b.c.）。

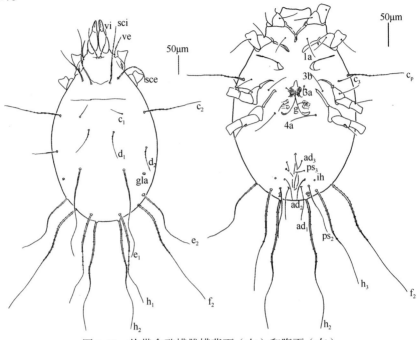

图 5-39　热带食酪螨雌螨背面（左）和腹面（右）

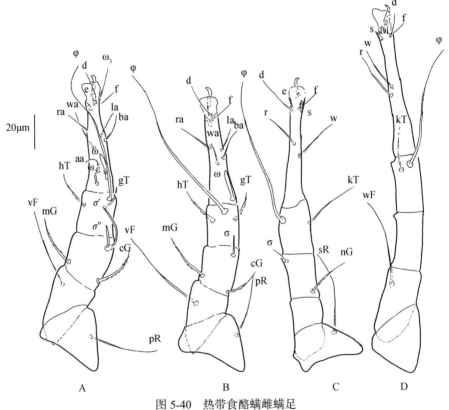

图 5-40　热带食酪螨雌螨足

A. 足Ⅰ；B. 足Ⅱ；C. 足Ⅲ；D. 足Ⅳ

雄螨（图5-41、图5-42）：阳茎短且弯曲，支持阳茎的侧臂向外翻转。

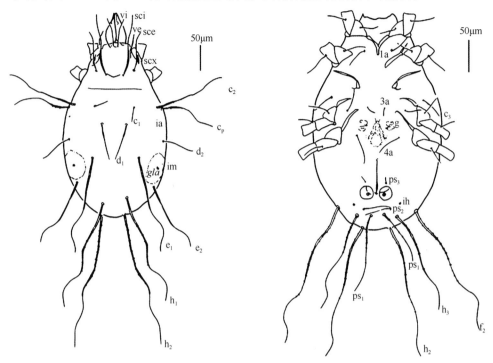

图5-41 热带食酪螨雄螨背面（左）和腹面（右）

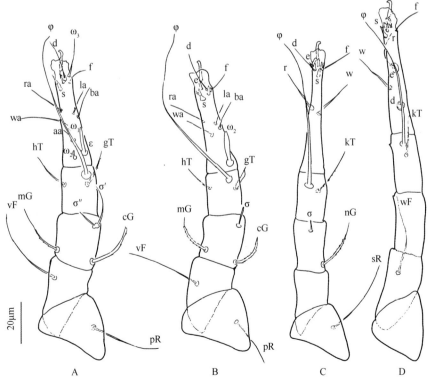

图5-42 热带食酪螨雄螨足

A. 足Ⅰ；B. 足Ⅱ；C. 足Ⅲ；D. 足Ⅳ

7. 似食酪螨（*Tyrophagus similis*）

雌雄两性前足体板的前缘无色斑，刚毛 c_1、d_1 和 d_2 较短，几乎等长，长度不到 c_1 和 d_1 之间距离的 1/3，跗节 I 和 II 的感棒 ω_1 几乎笔直，尖端明显扩大。刚毛 scx 较细，基部未扩大，无长梳状结构。

雌螨（图 5-43、图 5-44）：内部受精囊器官较大，受精囊管大小中度或较大，受精囊基部长度适度，且非常宽，明显比受精囊管宽。

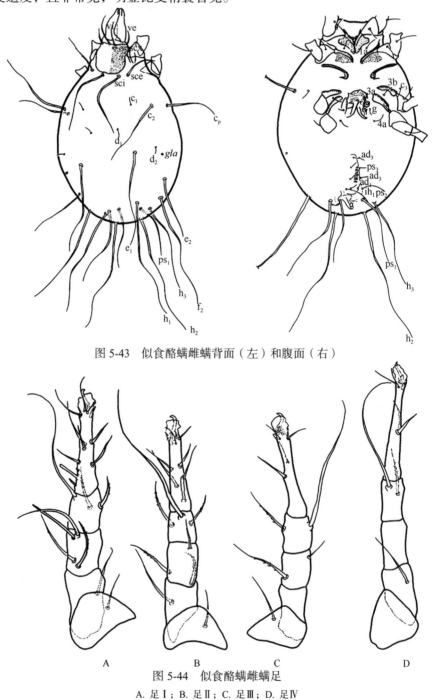

图 5-43　似食酪螨雌螨背面（左）和腹面（右）

图 5-44　似食酪螨雌螨足
A. 足 I；B. 足 II；C. 足 III；D. 足 IV

雄螨（图 5-45、图 5-46）：阳茎短且粗，几乎笔直或远端稍微弯曲，末端截断，远端并未如长食酪螨一样逐渐变细，支持阳茎的侧臂向内翻转，跗节Ⅳ上的跗节交配吸盘不像长食酪螨靠近节基部，远端吸盘与刚毛 r 和 w 处于同一水平。

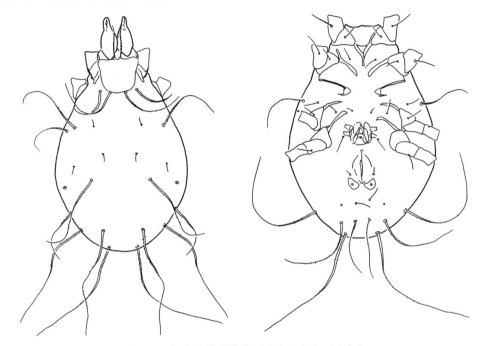

图 5-45 似食酪螨雄螨背面（左）和腹面（右）

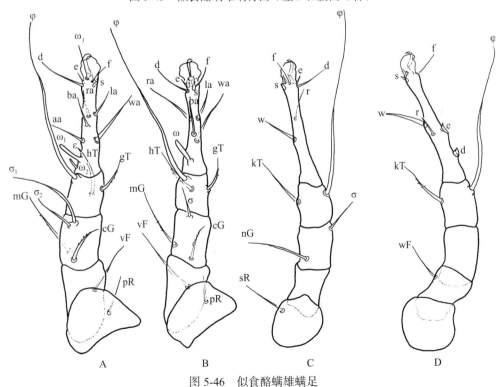

图 5-46 似食酪螨雄螨足

A. 足Ⅰ；B. 足Ⅱ；C. 足Ⅲ；D. 足Ⅳ

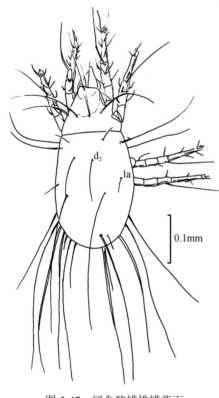

图 5-47　阔食酪螨雄螨背面
躯体上的刚毛：d_2、la

8. 阔食酪螨（*Tyrophagus palmarum*）

雌雄两性刚毛 d_2 较短，最多只比 c_1 稍长，刚毛 d_1 较长，是 d_2 和 c_1 的 3～4 倍，刚毛 e_1 延伸超过躯体末端，大约超过体长的一半，前足体板的前缘无色斑，刚毛 scx 较窄，向尖端逐渐变细。跗节 Ⅰ 和 Ⅱ 上的感棒 ω_1 呈雪茄形，远端明显膨大。

雄螨（图 5-47）：阳茎细长，有一个浅 S 形曲线，长度小于长食酪螨，跗节 Ⅳ 的长度几乎与膝节和胫节的联合相等，远端跗节交配吸盘位于跗节 Ⅳ 的中间。

9. 福食酪螨（*Tyrophagus formicetorum*）

雄螨和雌螨：前背骨片的前缘无色斑；刚毛 d_2 较短，最长的比 c_1 稍长；刚毛 d_1 较长，长度是 c_1 的 2 倍以上；刚毛 scx 中间增宽；后足体刚毛 e_1 向后延伸，超过躯体末端，最多超过躯体长的 1/4。

雌螨：内部受精囊器官较大，交配囊管大小适度，受精囊基部长度适度，且非常宽，明显比受精囊管宽。

10. 尘食酪螨（*Tyrophagus perniciosus*）

雌雄两性足和颚体的骨化程度较高，前足体骨片的前缘无色斑（角膜），刚毛 d_2 较短，最长仅比 c_1 稍长，刚毛 d_1 较长，长度超过 d_2 的 2 倍（2.5～4.5 倍），刚毛 d_1 几乎位于刚毛 c_1 和 e_1 之间的中点位置，因此 d_1 和 c_1 基部之间的距离大于 c_1 的长度。刚毛 l 延伸超过躯体末端，大约超过躯体长的 1/2，刚毛 scx 细长，向基部逐渐扩大，侧面的梳状结构从基部到尖端长度逐渐减小；跗节 Ⅰ、Ⅱ 上的感棒 ω_1 短且粗，呈棍棒状，远端稍扩大。

雌螨（图 5-48、图 5-49）：内部受精囊器官较大，受精囊管沿着整个长径都非常宽，卵巢管的骨片排列稀疏。

雄螨（图 5-50、图 5-51）：阳茎较大，沿着长径增粗，远端截断，弯曲形成一个弧形，支持阳茎的侧骨片向内翻转，跗节 Ⅳ 上的远端交配吸盘大致与腹侧跗毛 w 和 r 起源于同一水平。

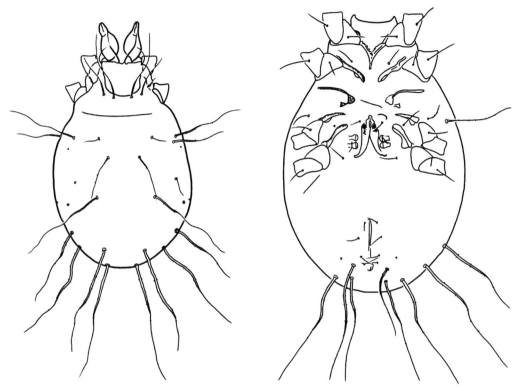

图 5-48 尘食酪螨雌螨背面（左）和腹面（右）

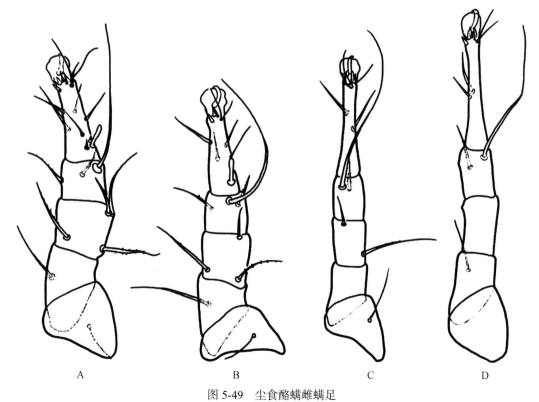

图 5-49 尘食酪螨雌螨足

A. 足Ⅰ；B. 足Ⅱ；C. 足Ⅲ；D. 足Ⅳ

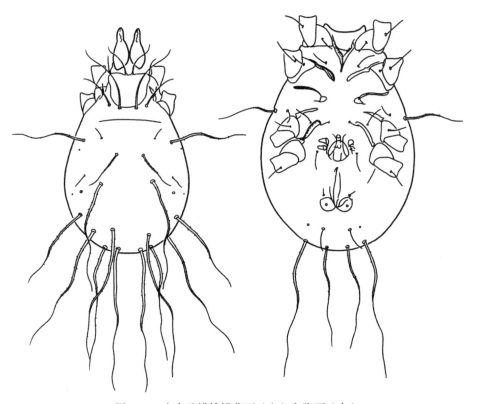

图 5-50　尘食酪螨雄螨背面（左）和腹面（右）

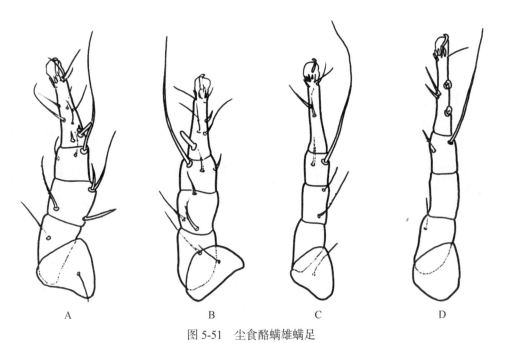

A　　　　　　　　B　　　　　　　　C　　　　　　　　D

图 5-51　尘食酪螨雄螨足
A. 足Ⅰ；B. 足Ⅱ；C. 足Ⅲ；D. 足Ⅳ

Ⅲ. 向酪螨属（*Tyrolichus* Oudemans，1923）

干向酪螨（*Tyrolichus casei*）

雌雄两性前足体骨片几乎呈方形，有轻微的凹痕。跗节无背脊，跗节Ⅰ上的背侧端毛 e 是一根粗短、显著的脊刺，跗节Ⅰ上的所有 5 根腹侧端毛 p、q、s、u 和 v 都增粗，形成大小相等的脊刺（图 5-52），刚毛 v 带刺，相对较长，位于前足体骨片的前侧角附近。顶外毛与顶内毛几乎位于同一横线，或稍微靠后一点。刚毛 sci 比刚毛 sce 长（图 5-53）。后足体有 1_2 对刚毛，有些刚毛被拉长，长度大约至下一根后刚毛的距离，刚毛 d_2 是 c_1 长度的 4～6 倍，刚毛 d_1 比 c_1 长 2～3 倍，刚毛 scx 的基部膨大（图 5-53 和图 5-54），侧缘带刺，刺突的根部几乎成锐角。跗节Ⅰ和Ⅱ上的感棒 ω_1 几乎呈圆柱形，中间稍微扩大（图 5-54），跗节Ⅰ与芥毛起源于相同的角质环状凹陷，基节区Ⅰ和Ⅱ高度硬化（图 5-55）。

雄螨：肛门开口远离躯体末端（图 5-56），阳茎几乎直立，且逐渐变细（图 5-57），支持阳茎的侧骨片向内弯曲，跗节Ⅳ上的交配吸盘起源于跗节的中部，足粗短，有不明显的网状条纹（图 5-58）。

雌螨：所有近肛刚毛的长度都大于它们之间的距离，肛门开口远离末体后缘，交配囊的开口位于末端（图 5-59），一个细长管将其与受精囊连接（图 5-60）。

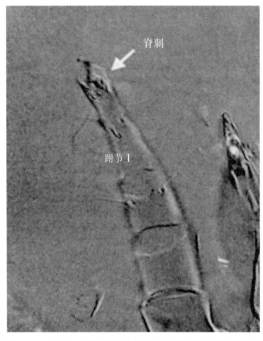

图 5-52　干向酪螨跗节末端腹毛（脊刺）（超高倍显微镜 400×）

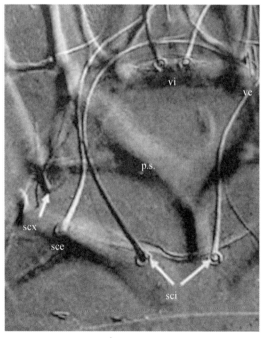

图 5-53　干向酪螨前足体背板（超高倍显微镜 400×）
p.s. 背板骨片

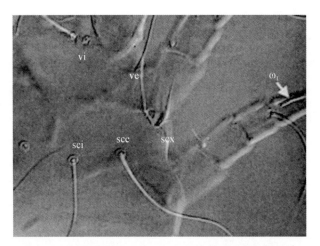

图 5-54　干向酪螨前足体背板（超高倍显微镜 400×）

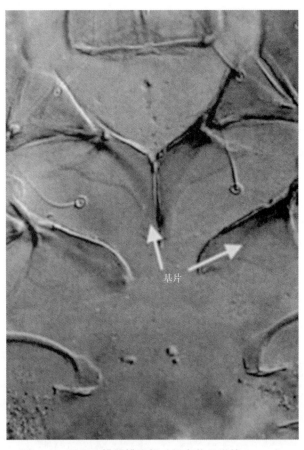

图 5-55　干向酪螨雌螨腹部（超高倍显微镜 400×）
示骨片完好的基节区（基片）Ⅰ和Ⅱ

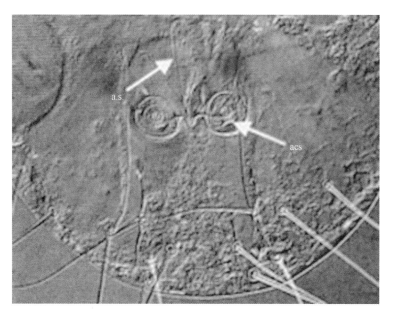

图 5-56　干向酪螨雄螨腹部尾端（超高倍显微镜 400×）

a.s. 肛缝；acs. 肛侧板交配吸盘

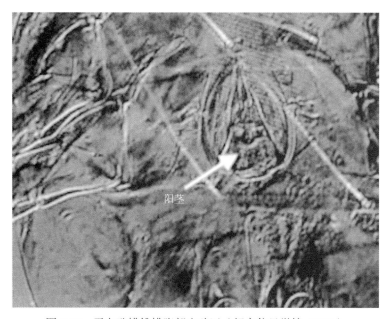

图 5-57　干向酪螨雄螨腹部生殖区（超高倍显微镜 400×）

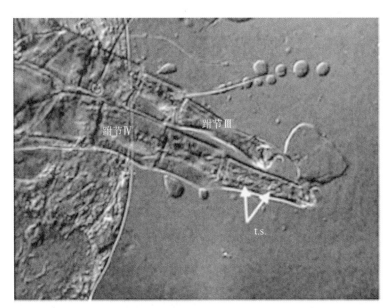

图 5-58　干向酪螨雄螨：跗节Ⅲ和Ⅳ（超高倍显微镜 400×）

t.s. 跗节Ⅳ上的交配吸盘

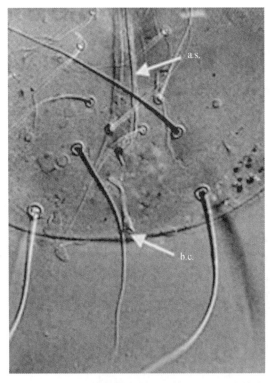

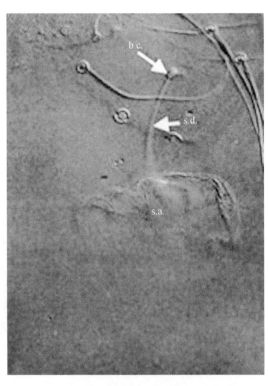

图 5-59　干向酪螨雌螨腹部：末体毛和交配囊外孔
（超高倍显微镜 400×）

a.s. 肛缝；b.c. 交配囊

图 5-60　干向酪螨雌螨腹部（超高倍显微镜 400×）

s.a. 受精囊；s.d. 受精囊管；b.c. 交配囊

Ⅳ. 嗜酪螨属（*Tyroborus* Oudemans，1923）

1. 线嗜酪螨（*Tyroborus lini*）

雌雄两性顶外毛清晰，明显带刺，相对较长，位于前足体板的前侧缘，几乎与顶内毛位于同一横线，或稍微靠后。胛内毛比胛外毛长，刚毛 scx 有密的梳状结构，较大，广泛增宽，越到基部越宽，基部有侧缘，形成刺突。格氏器呈指状，扁平且有毛缘，基部有 3～6 个牙齿，位于前足体的腹侧面，基腹区由厚骨片组成，基节板Ⅰ和Ⅱ明显，附节Ⅰ和Ⅱ上的感棒 ω_1 远端呈棒状。后足体有 12 对刚毛，后足体刚毛 c_1 和 d_2 的长度小于至下一根后刚毛的距离。刚毛 c_1、d_2 和 c_3 非常短，长度几乎相等，刚毛 d_1 的长度是 c_1 的 4 倍以上，附节Ⅰ和Ⅱ较短，长度大约是基部宽度的两倍，附节Ⅰ～Ⅳ上无前端毛（p、q），或发育不全，或严重退化；附节Ⅰ上 σ_1 明显短于 σ_2；在膝节Ⅰ上，附节Ⅰ的腹末端有 3 根粗短脊刺，分别代表刚毛 v、u 和 s。外侧的 v 和 u 比 s 粗，呈钩状，附节上的背端毛 e 呈脊刺状。

雄螨（图 5-61、图 5-62）：附节Ⅳ的长度小于胫节和膝节的联合长度，附节交配吸盘至附节Ⅳ的基部和尖端的距离相等。阳茎较小呈 S 形，从基部至尖头逐渐变细，顶端小、直，且末端拉成尖头，支持阳茎的侧臂向外弯曲，肛门位于躯体后缘的前面。

雌螨：受精囊管从交配口处开始变窄，持续变窄一段距离，形成一个颈状结构，然后向受精囊基部逐渐变宽。附节Ⅰ～Ⅳ上有或无前端毛，如果有，则呈圆锥形，较爪毛细长。

幼螨：刚毛 sci 比 sce 短。

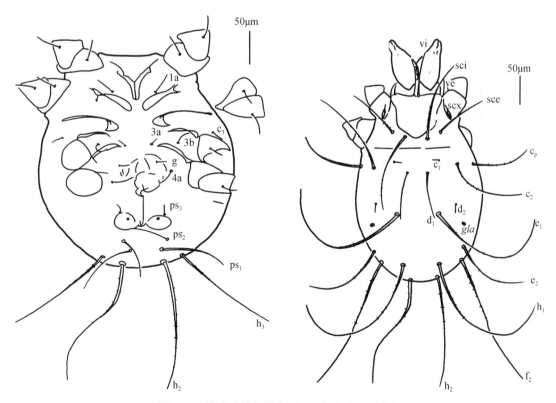

图 5-61 线嗜酪螨雄螨背面（左）和腹面（右）

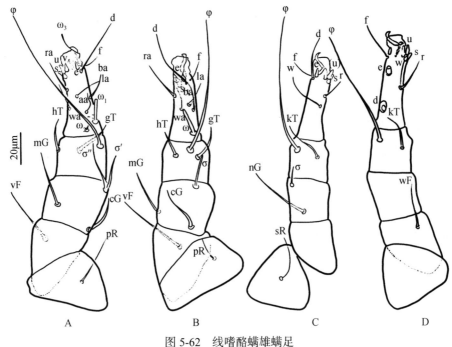

图 5-62　线嗜酪螨雄螨足

A. 足 I；B. 足 II；C. 足 III；D. 足 IV

2. 异嗜酪螨（*Tyroborus miripes*）

雌雄两性跗节 I～IV上的前端毛突出；膝节 I 上的 σ_1 的长度大于或等于 σ_2 的长度；雄螨的刚毛 scx 有 32～34 根梳状结构，雌螨有 38～46 根（相对于乌嗜酪螨）。雄螨（图 5-63、图 5-64）：跗节 I 上的感棒 ω_1 仅在尖端稍微增宽（相对于乌嗜酪螨）。雌螨结构见图 5-65、图 5-66。

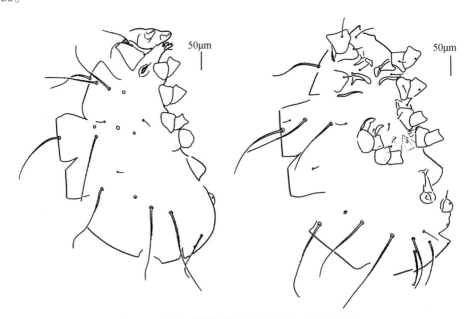

图 5-63　异嗜酪螨雄螨背面（左）和腹面（右）

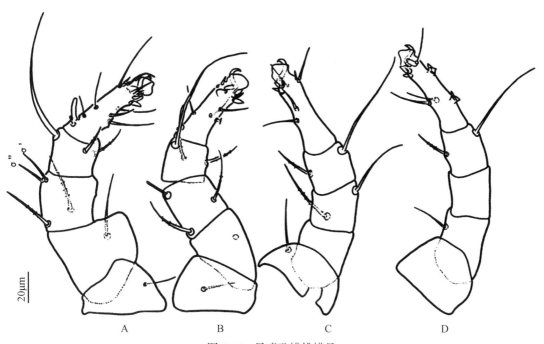

图 5-64 异嗜酪螨雄螨足

A. 足 I；B. 足 II；C. 足 III；D. 足 IV

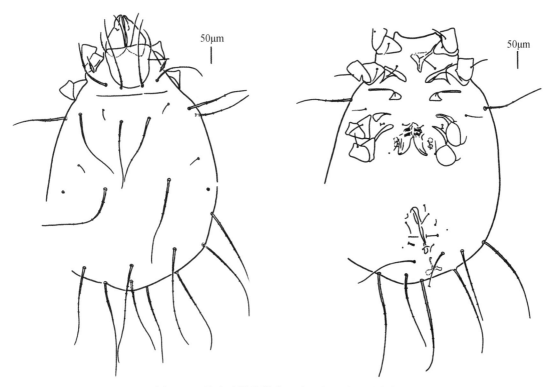

图 5-65 异嗜酪螨雌螨背面（左）和腹面（右）

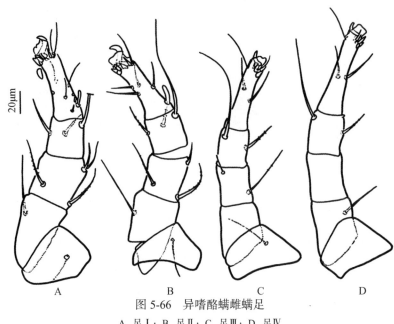

图 5-66　异嗜酪螨雌螨足

A. 足Ⅰ；B. 足Ⅱ；C. 足Ⅲ；D. 足Ⅳ

3. 乌嗜酪螨（*Tyroborus ueckermanni*）

雌雄两性跗节Ⅰ～Ⅳ上的前端毛突出；膝节Ⅰ上的 σ_1 与 σ_2 一样长（相对于线嗜酪螨，与线嗜酪螨相似）；与后一种螨种的区别在于雄螨和雌螨刚毛 *scx* 上的梳状结构很少（雄螨有 16～22 根，雌螨有 16～24 根）。

雄螨（图 5-67、图 5-68）：跗节Ⅰ上的感棒 ω_1 在尖端明显增宽（相对于线嗜酪螨）。

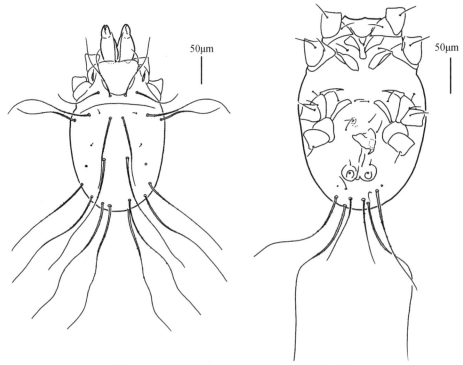

图 5-67　乌嗜酪螨雄螨背面（左）和腹面（右）

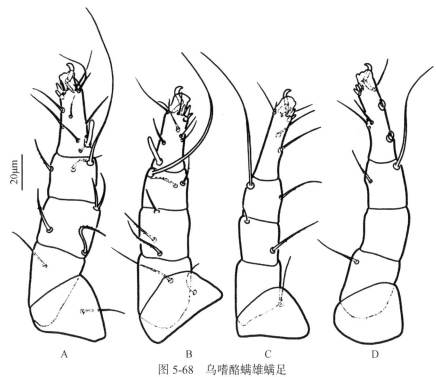

图 5-68 乌嗜酪螨雄螨足

A. 足Ⅰ；B. 足Ⅱ；C. 足Ⅲ；D. 足Ⅳ

雌螨结构见图 5-69、图 5-70。

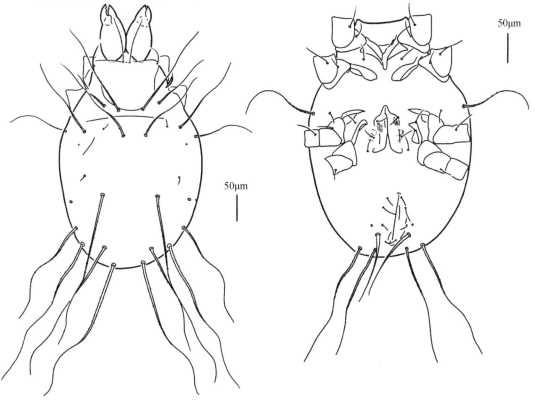

图 5-69 乌嗜酪螨雌螨背面（左）和腹面（右）

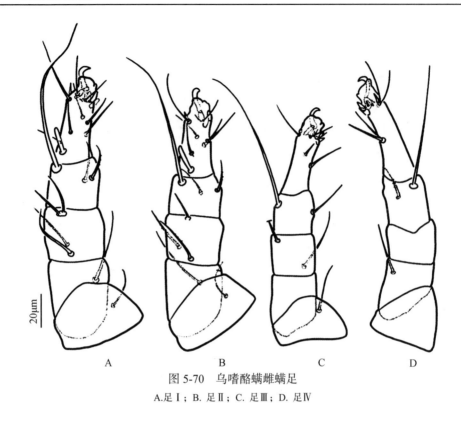

图 5-70　乌嗜酪螨雌螨足

A.足Ⅰ；B. 足Ⅱ；C. 足Ⅲ；D. 足Ⅳ

V. 嗜菌螨属（*Mycetoglyphus* Oudemans，1932）

菌食嗜菌螨（*Mycetoglyphus fungivorus*）

刚毛 ve 短且光滑，长度不足 vi 的 1/4，起源于 vi 基部的后面。后足体有 12 对刚毛，其中一些刚毛通常伸展且有细刺。刚毛 d_2 较短，刚毛 c_1 的长度是刚毛 d_2 的 1～1.5 倍，刚毛 d_1 的长度是 d_2 的 1.5～2 倍（图 5-71），刚毛 scx 弯曲、细，且被非常小的梳状结构覆盖。膝节Ⅰ的感棒 σ_1 的长度不超过 σ_2 的 2 倍，跗节上爪毛发育良好。跗节背侧末端的刚毛 e 和跗节腹侧刚毛 p、q、s、u 和 v 都呈脊刺形。刚毛 sci 和 sce 位于同一横线，刚毛 *sci* 的长度大于 sce。前足体骨片的后缘完整，跗节Ⅰ和Ⅱ上的感棒 ω_1 呈棒状。

雄螨：腿节Ⅰ未增大，股节Ⅰ无腹侧突起，跗节交配吸盘位于该节片基部 1/2 处，刚毛 r 和 w 位于远端，阳茎较长，长度大于肛侧交配吸盘的直径，起源于基板。

雌螨：肛前周区域有 3 对 ps 和 3 对 ad 刚毛，受精囊较大。

异态第二若螨（休眠体）：颚体的基部完全被前背板遮盖，后缘呈宽圆形，前足体无眼点（角膜），前足体骨片的前缘几乎是直的，无喙迹。背毛简单，无刚毛 vi，胸板向后延伸，基节区Ⅰ和Ⅱ完全分离。基节刚毛通常呈圆锥状。附着器官发育良好，有 2 对吸盘和 2 对圆锥状刚毛，或如果发育不全（"无活动的"休眠体），则颚体上感棒退化，附着器官的外部圆锥状刚毛 ps_2 伸出至正中吸盘的前面，吸盘板远离躯体的后缘，轮廓几乎呈圆形，爪间突较小，如果增大，则不似钩状，生殖乳突较短，顶端呈宽圆形。跗节Ⅲ和Ⅳ的刚毛长度均不大于足的长度。

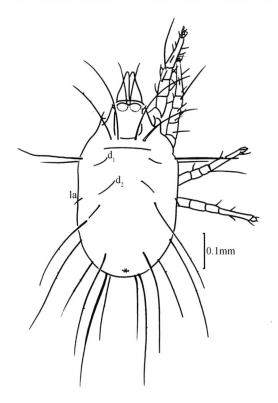

图 5-71　菌食嗜菌螨雄螨背面

d_1、d_2、la 为躯体上的刚毛

VI. 食粉螨属（*Aleuroglyphus* Zachvatkin，1941）

椭圆食粉螨（*Aleuroglyphus ovatus*）

雌雄两性螯肢和足的颜色很深，呈暗红褐色，与躯体的皎白色形成鲜明对比。刚毛 ve 相对较长且光滑，超过 vi 长度的 1/2，沿着前足体骨片的边缘，在前侧角的稍微靠后处，大约与 vi 位于同一横线上。刚毛 sci 明显短于 sce，长度大约是 sce 的 1/3。刚毛 scx 较长、较粗且明显带刺（图 5-72～图 5-74），前足体骨片呈椭圆形，有稍微凹陷的侧缘，表面带斑点，后足体有 12 对刚毛：刚毛 c_1、d_1、e_1、d_2 和 c_2 较短，长度与刚毛 sci 相当，刚毛 h_1 和 e_2 仅稍微长一点，刚毛 h_2、f_2、h_3 和 ps_1 长或非常长，基腹骨骼由厚骨片组成，基节板明显，膝节 I 感棒 σ_1 的长度不超过 σ_2 的 3 倍，跗节的背端刚毛 e 似毛发，腹侧刚毛（p，q）严重退化或不存在。跗节的腹端有 3 根粗短的大腹刺（刚毛 v、u 和 s），彼此靠近。跗节 I 和 II 上的感棒 ω_1 长、细，且弯曲，向圆形末端逐渐变细，与非常小的芥毛起源于同一凹痕。

雌螨（图 5-72）：肛门开口有 4 对刚毛（ad_3、ps_3、ps_2 和 ad_2），刚毛 ps_3 较长，延伸超过躯体后缘，刚毛 h_3 和 ps_1 较长，且几乎位于同一直线上（图 5-75）。

异态第二若螨（休眠体）：前足体无眼点，背毛伸展、呈齿状，或僵硬、呈脊刺。基节区 II 的后表皮内突可自由活动，生殖乳突较短，顶端呈宽圆形。基节刚毛通常呈圆锥状，附着器官发育良好，有 2 对吸盘和 2 对圆锥状刚毛，或如果发育不全（"不活动的"第二若螨），则颚体上感棒退化，附着器官的外部圆锥状刚毛 ps_2 伸出至正中吸盘的前面，跗节 III

有 1 对、跗节Ⅳ有 2 对刚毛长于各自的腿节。椭圆食粉螨的休眠体未知。

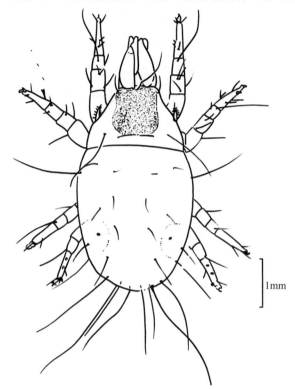

图 5-72 椭圆食粉螨雌螨背面

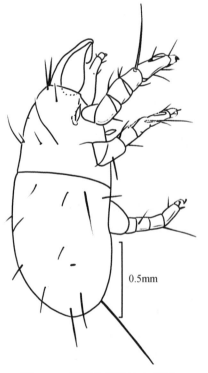

图 5-73 椭圆食粉螨幼虫背面

雄螨：跗节交配吸盘起源于跗节Ⅳ（图5-74、图5-76）的中部，阳茎呈直管形，向尖端逐渐变细，支持阳茎的骨片几乎是直的，且后面分叉。

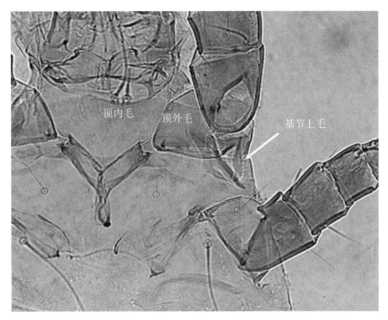

图 5-74　椭圆食粉螨雄螨背面顶毛和基节上毛的形状（超高倍显微镜400×）

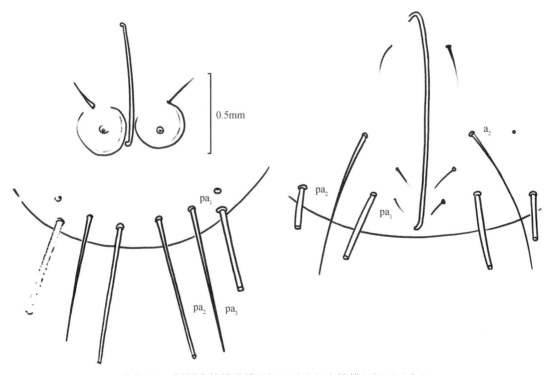

图 5-75　椭圆食粉螨雌螨肛门区（左）和雄螨肛门区（右）

a_2、pa_1、pa_2、pa_3 为躯体上的刚毛

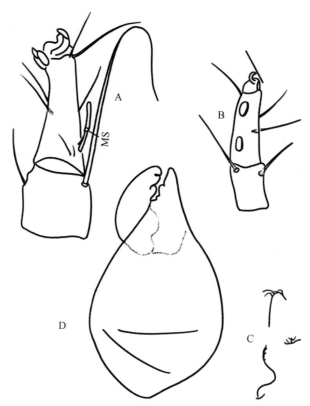

图 5-76 椭圆食粉螨跗节、交配囊和螯肢

A. 雌螨足 I 的跗节；B. 雄螨足 IV 的跗节；C. 雌螨的交配囊；D. 雌螨的螯肢

VII. 根螨属（*Rhizoglyphus* Claparede，1869）

根螨属刚毛 ve 大约位于 vi 和胛毛的中间，或无 ve。如果 ve 存在，则小于 10μm。刚毛 sce 比 sci 长，后足体刚毛简单，很少伸展，足短且粗，每根足的末端都是一个粗短爪，柄的基部发达，跗端节退化，周围包绕着 5 根脊刺，跗节 I 、II 的刚毛 ba（ft'）呈圆锥状，邻近感棒 ω_1，感棒 ω_1、ω_2 和芥毛在跗节 I 的基部，彼此靠近。跗节 I 无刚毛 aa，刚毛 e 和 wa 呈刺突状，一些跗节刚毛的远端稍微扩大（d、f、ra），胫节 I 、II 有一个或两个腹侧棘突样刚毛，胫节 I 上的感棒 phi 长，延伸超过跗节 I 的末端和跗爪，膝节 I 上的感棒 σ_1 和 σ_2 几乎等长，爪间突爪结实，通常不长，刀状，背侧表皮光滑，躯体呈圆形。

雄螨：同型雄螨（如雌螨）或异型雄螨（足 III 膨大），爪间突爪未与胫节基部的结构相对应，后侧有后半体（末体）骨片。

雌螨：足 III 、IV 的胫节-跗节自由铰接，通常无后半体骨片。

异态第二若螨（休眠体）：表皮呈苍白色至深棕色，覆盖比较明显的小凹痕，尤其是顶毛周围。喙突突出，完全覆盖颚体，前足体无眼点，刚毛 ve 存在，刚毛 vi 不带刺，刚毛 *vi* 的基部分离。所有背毛较短且光滑，基节刚毛 I ～III 通常呈圆锥状，基节表皮内突 I 融合形成胸板，胸板未向后延伸至前表皮内突 II 的末端。胸板轮廓分明，表皮内突 II 可向后自由活动，未与胸板连接，有一个浅浅的连接凹槽，该凹槽从胸板的基部开始延伸，至胸板的后缘。表皮内突Ⅲ和Ⅳ轮廓分明，且与生殖板分离，基节Ⅰ和Ⅲ有基节吸盘，生殖乳突和刚毛位于生殖口的任何一侧，生殖乳突较短，顶端呈宽圆形，附着器官（吸盘）发育良好，有2个较大的中央吸盘，周围有一对尺寸相等的吸盘。附着器官的侧面有圆锥状刚毛，比后面的圆锥状刚毛更靠前，并未完全在正中吸盘的后面，外部圆锥状刚毛位于正中吸盘的侧面或后面。足的长度不及伯氏嗜木螨（只有背部可见末端3个节片），爪间突爪较小，跗节Ⅰ上的爪周围包绕着一个末端膨大的刚毛和5根叶状刚毛。跗节Ⅰ有8根刚毛（p_1或 aa 不存在）。跗节Ⅰ存在感棒 ω_2，感棒 ω_1 短于跗节基部，刚毛 ba 呈脊刺状，膝节Ⅰ上的腹刺 gT、hT 的长度超过 ω_1，跗节Ⅳ上的刚毛 d 延伸，稍微超过爪末端，胫节Ⅰ、Ⅱ和膝节Ⅰ、Ⅱ的后刚毛从不呈丝状和带刺。膝节Ⅲ无感棒，膝节Ⅲ、Ⅳ的长度等于或短于胫节Ⅲ、Ⅳ。跗节Ⅲ、Ⅳ在与胫节Ⅲ、Ⅳ的夹角处未突出。

1. 罗宾根螨（*Rhizoglyphus robini*）

雌雄两性顶外毛是微小刚毛或不存在。刚毛 scx 呈鬃毛状，比 c_1 长；刚毛 sci 微小，短于 scx；背毛平滑（图 5-77）。足和跗节非常短，归因于跗节较短。感棒 ω_1、ω_2 和芥毛都位于节的基部，彼此靠近（图 5-78）。刚毛 c_1、d_1、e_1、d_2、e_2、f_2 较短或非常短，比赤足根螨短很多。刚毛 c_1、d_1、e_1、c_2 和 d_2 的长度不足躯体的 10%，刚毛 cp、h_1 和 h_2 较长，超过躯体长度的 1/4，刚毛 h_1、e_2 和 f_2 比 c_1 长，且总是存在（图 5-79、图 5-80）。跗节Ⅰ上的刚毛 ba（=ft'）是一根粗短脊刺，刚好起源于芥毛前，刚毛 e 和 wa 是脊刺，刚毛 d、f、ra 的远端稍膨大，膝节和胫节Ⅰ、Ⅱ的腹侧刚毛增粗，形成脊刺。

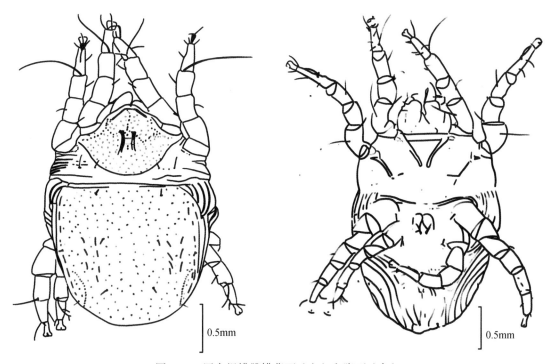

图 5-77 罗宾根螨雌螨背面（左）和腹面（右）

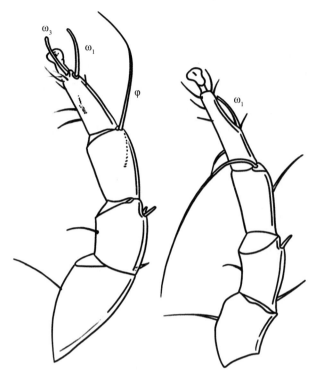

图 5-78　罗宾根螨雌螨左足 I（左）和左足 II（右）的侧面

ω₁、ω₂、φ 为感棒

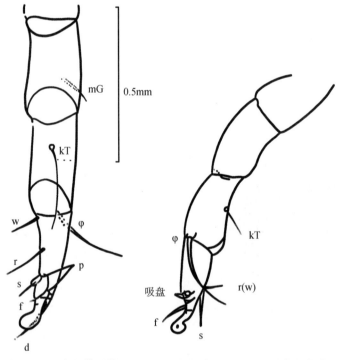

图 5-79　罗宾根螨雌螨左足 III（左）的腹面和左足 IV（右）的背面

d、f、r、s、w、kT、mG 为刚毛；φ 为感棒；p. 突，角状

　　同型雄螨：支持阳茎的臂节几乎呈圆锥形，肛门开口相对较短，后端的两侧是肛侧吸盘，无角质环。

　　异型雄螨：尺寸不定，体型比同型雄螨大，足的颜色更深，表皮内突和颚体有较长的背毛（图 5-80）。足 I ～ III 的刚毛 f、ra 和 d 的末端呈叶状。足 III 的末端是一个弯曲突，有时候仅位于躯体的一侧（图 5-81）。

　　雌螨：生殖孔位于基节 III 和 IV 之间，肛裂周围是 6 对刚毛（ad_3、ps_3、ps_2、ad_2、ad_1 和 ps_1）。刚毛 ps_1 比其他 5 对都长，通向交配囊末端，周围有一个薄弱的硬化板。幼螨结构见图 5-82。

2. 刺足根螨（*Rhizoglyphus echinopus*）

　　雌雄两性顶外毛微小，刚毛 sci 较长，长度超过刚毛 scx 的 2 倍，后足体有最大数量的背毛（12 对），后半体背毛比罗氏根螨长得多（尤其是 c_1、d_1、e_1、d_2、e_2、f_2），超过躯体长度的 10%。足较短，跗节、胫节和膝节上的一些刚毛呈脊刺状，如罗宾根螨。

　　雄螨：支持阳茎的臂节广泛分叉，肛门开口（肛裂）相对较短，靠后两侧有肛侧吸盘，吸盘无硬化角质环。雄螨（同胚型）的足 III 典型（未增大）。

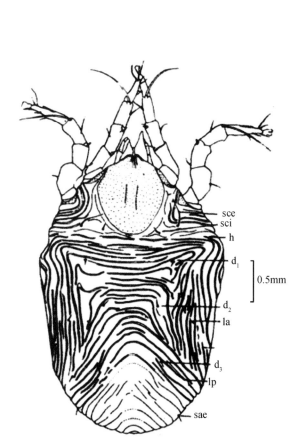

图 5-80　罗宾根螨雄螨背面

sce、sci、d_1~d_3、la、lp、sae、h 为躯体上的刚毛

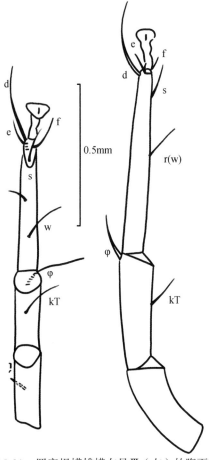

图 5-81　罗宾根螨雄螨右足 III（左）的腹面和左足 IV（右）的背面

φ 为感棒；d、e、f、r、s、w、kT、mG 为刚毛

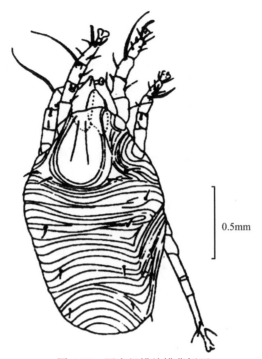

图 5-82　罗宾根螨幼螨背侧面

雌螨：交配囊周围包绕着一个高度硬化环，直接与一个较大的不规则形状的受精囊相连（图 5-83）。

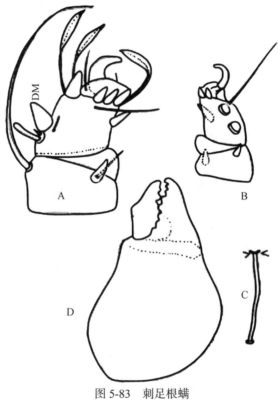

图 5-83　刺足根螨

A. 雌螨足Ⅰ的跗节；B. 雄螨足Ⅳ的跗节；C. 雌螨交配囊；D. 雌螨螯肢

Ⅷ. 生卡螨属（*Sancassania* Oudemans，1916）

雌雄两性顶外毛非常短且细，或不存在；胛内毛发育良好；胛外毛比胛内毛长；后半体上存在背刚毛和侧刚毛，其中较长的刚毛可能在基部扩大。跗节Ⅰ～Ⅲ的远端刚毛 e 总是以脊刺的形式出现；刚毛 ra 和 f 通常弯曲，远端呈叶状；跗节Ⅰ上存在刚毛 aa；足Ⅰ～Ⅱ上的刚毛 ba 与 ω_1 分离，未增粗形成圆锥形短刺，远比根螨细且长；刚毛 s 比其他 4 根腹侧/远端脊刺 p、q、u、v 粗，这 4 根脊刺长度相同。

雌螨：末体后缘没有突出的本体板。

1. 伯氏生卡螨（*Sancassania berlesei*）

雌螨：扁椭圆形，有 4 对附肢、1 对螯肢和 1 对须肢，均呈淡棕色。基节上毛光滑，且较其他背毛明显。后半体背面，可见背毛 4 对，其中第 1 对背毛最短，第 4 对背毛超出躯体末端（图 5-84）。前侧毛（la）和后侧毛（lp）较肩内毛 u（hi）长，末端有肛后毛 3 对（pa_1、pa_2、pa_3）（图 5-85）。各足较细长，分四节，节间有明显的关节结构，附肢Ⅰ、Ⅱ相同，

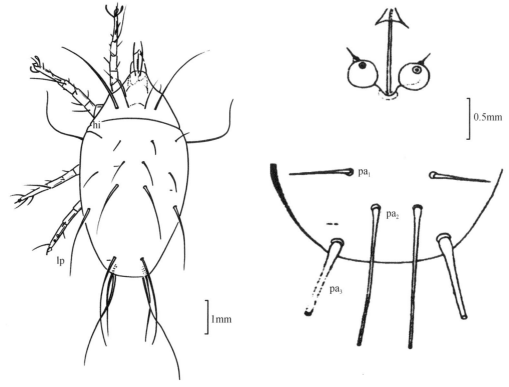

图 5-84　伯氏生卡螨雌螨背面
hi、lp 为躯体上的刚毛

图 5-85　伯氏生卡螨雌螨肛周局部
pa_1～pa_3 为肛门末端的刚毛

附肢Ⅲ、Ⅳ相同。附肢Ⅰ、Ⅱ较细长，前跗节发达，各跗节远端附有感觉棒（ω），跗节Ⅰ的感棒 ω_1 顶端膨大，着生于芥毛（ε）的同一凹陷上（图 5-86）；末端为钩状的爪，正中端毛（f）和侧中毛（ra）呈镰状且顶端膨大呈叶片状，腹中毛（wa）呈粗刺状。胫节毛 gT 和 hT 呈刺状，hT 比 gT 粗大。

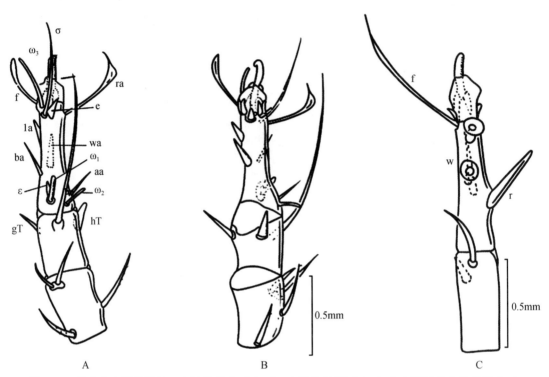

图 5-86　伯氏生卡螨雌螨足：右足Ⅰ的背面（A）、左足Ⅰ的腹面（B）和右足Ⅳ的末节背面（C）

C. f、r、w 为跗节上的刚毛

雄螨（图 5-87、图 5-88）：生殖区可见圆形的肛门吸盘，阳茎为一条挺直的管状物，骨化明显。肛后毛 pa_1、pa_2、pa_3 清晰，但不易比较长短。

休眠体（图 5-89、图 5-90）：除前足体前部外。其表皮光滑。前足体呈三角形，向前收缩成圆形的尖顶，覆盖颚体基区。顶内毛 vi 着生在尖顶上。后半体后缘圆，体扁平，体毛短。前足体短，后半体较前足体长 4～5 倍，有细微的刚毛。背面观，可见足Ⅰ和足Ⅱ的大部分。各足较细长，末端为柄状的爪和发达的前跗节。足Ⅰ跗节背端毛（e）的顶端膨大成杯状吸盘；感棒 ω_1 的端部比该节的基部阔，但较足Ⅱ跗节的感棒 ω_1 短。背中毛光滑。足Ⅰ和足Ⅲ有基节板吸盘。生殖板和吸盘板骨化明显。生殖孔两侧有 1 对吸盘和 1 对刚毛。

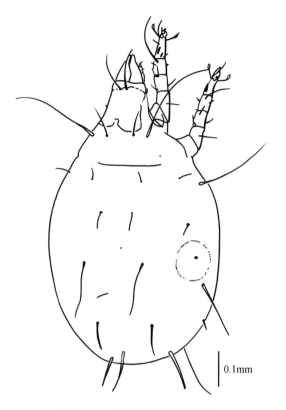

图 5-87 伯氏生卡螨雄螨背面

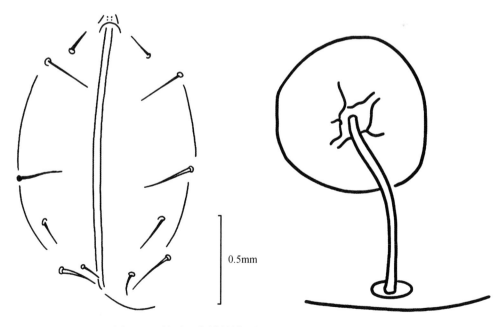

图 5-88 伯氏生卡螨雄螨肛门区（左）和生殖区（右）

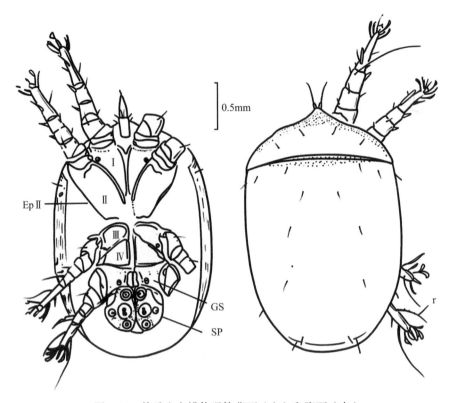

图 5-89　伯氏生卡螨休眠体背面（左）和腹面（右）

Ⅰ～Ⅳ. 基节板；EpⅡ. 亚基节内突Ⅱ；GS. 生殖板；SP. 吸盘；r. 锯齿状刚毛

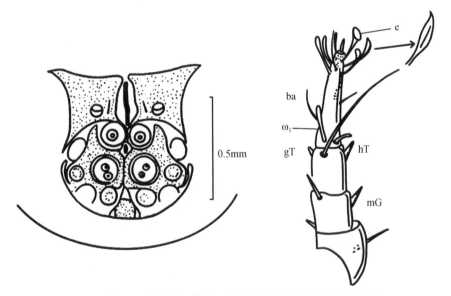

图 5-90　伯氏生卡螨休眠体的吸盘（左）和右足Ⅰ的背面（右）

2. 奥氏生卡螨（*Sancassania oudemansi*）

该螨种雌雄螨及休眠体结构如图 5-91～图 5-95 所示。

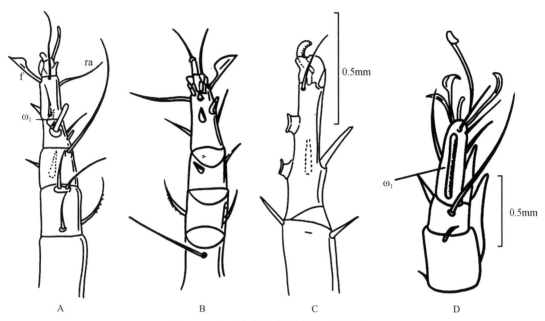

图 5-91 奥氏生卡螨雌螨右足 I 和左足Ⅳ

A. 右足 I 的背面；B. 右足 I 的腹面；C. 左足Ⅳ；D. 右足 I 的背面

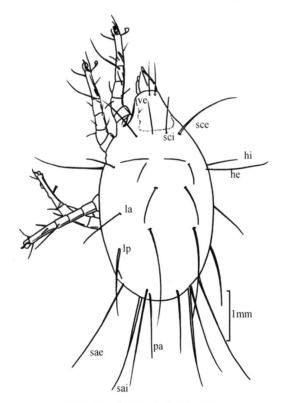

图 5-92 奥氏生卡螨雌螨背面

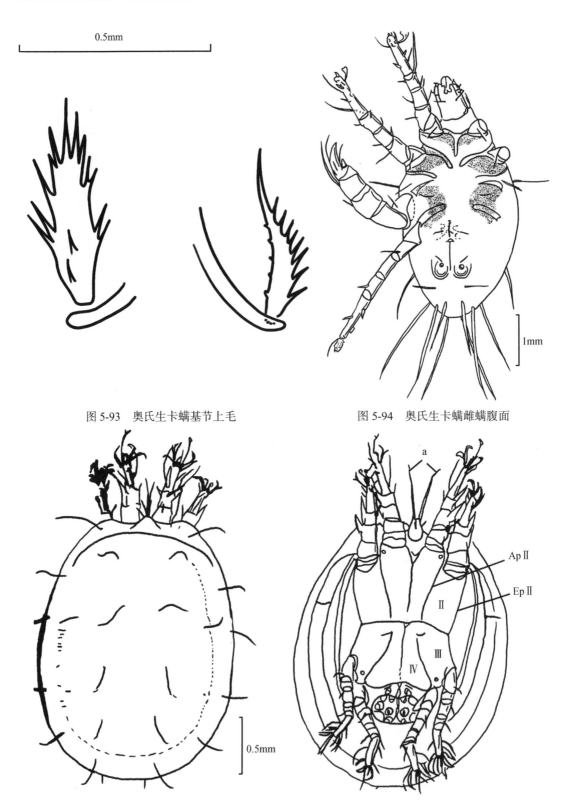

图 5-93 奥氏生卡螨基节上毛

图 5-94 奥氏生卡螨雌螨腹面

图 5-95 奥氏生卡螨休眠体的背面（左）和腹面（右）

ApⅡ. 内突Ⅱ；EpⅡ. 亚基节内突Ⅱ；a. 颚体的触角

IX. 狭螨属（*Thyreophagus* Rondani，1874）

1. 食虫狭螨（*Thyreophagus entomophagus* Laboulbene，1852）

雌雄两性躯体伸长，背部表皮平滑，跗节 I～II无刚毛 ba（ft'），跗节 I 上无刚毛 la，跗节的远端有 5 根小腹刺，跗节较短，长度不及宽度的 4 倍，后足体刚毛细短，无刚毛 c_1、c_2、d_1 和 f_2。

雄螨（图 5-96）：肛吸盘发育良好，后末体硬化广泛，刚毛 h_1 位于骨片上，刚毛 h_2、h_3 和 ps_1 的基部在后方骨质突起的腹侧面形成一个三角形。

雌螨（图 5-97）：生殖孔（阴户）位于基节 III 和基节 IV 之间，远离肛门，肛门开口位于末端；交配囊外孔位于末端，在小乳突的尖端。幼螨见图 5-98。

2. 伽拉狭螨（*Thyreophagus gallegoi* Porteus et Gomez，1982）

雌螨（图 5-99）：躯体长 410μm（328～450μm），宽 156μm（134～181μm）。表壳光滑；像食虫狭螨一样，前足体背板切至背板侧沿。刚毛光滑、纤细。刚毛：vi 28μm（23～30μm）；sce 49μm（42～56μm）；he 37μm（30～37μm）；d_3 33μm（24～33μm）；ds 22μm（19～28μm）；lp 42μm（29～42μm）；pa_1 37μm（32～44μm）；pa_2 35μm（26～35μm）；sae 22μm（20～30μm）。刚毛 d_3 在侧面。足，短。毛序：跗节 10-10-10-10；胫节 2-2-1-1；膝节 2-2-0-0；股节 1-1-0-1；转节 0-1-1-1-0。所有足上的刚毛 e 都长成刺，比食虫狭螨发育得更好。跗节 III 的 ωa 也长成了刺。感棒序：跗节 3-1-0-0；胫节 1-1-1-1；膝节 2-1-0-0。跗节 I 的感棒 $ω_1$ 呈 90°弯曲，尖端发育完好。

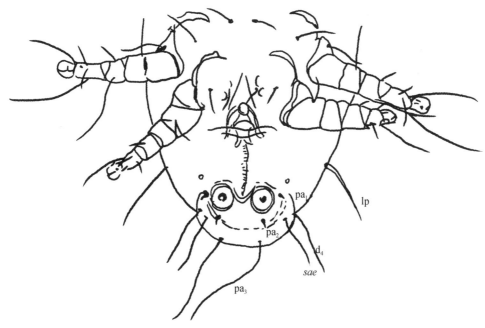

图 5-96　食虫狭螨雄螨身躯末端的侧面

pa_1～pa_3、d_4、lp、sae 为躯体上的刚毛

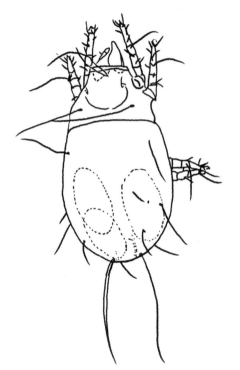

图 5-97　食虫狭螨雌螨背面

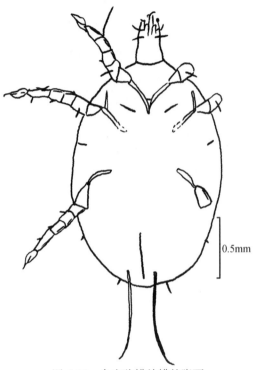

图 5-98　食虫狭螨幼螨的腹面

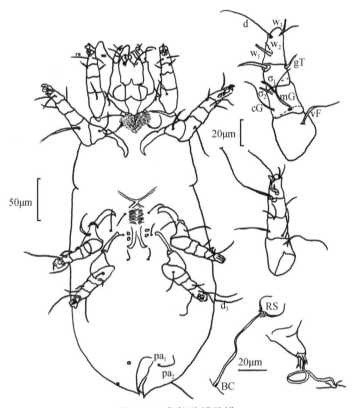

图 5-99　伽拉狭螨雌螨

BC 为交配囊；RS 为受精囊的基部

同型雄螨（图 5-100）：躯体长 252μm（188～262μm），宽 90μm（85～109μm），卵形，与雌螨相似。末叶很难辨认，背末板非常短，它的前缘不向刚毛 d_4 延伸。同属其他种螨的刚毛 pa_1、pa_2 微小。刚毛：vi 18μm（17～18μm）；sce 33μm（33～44μm）；he 25μm（24～25μm）；d_4 17μm（17～21μm）；lp 22μm（22～36μm）；pa_1 5μm；pa_2 4μm；pa_3 26μm（26～27μm）；*sae* 30μm（30～38μm）。足序、感棒序与雌螨相同。胫节Ⅳ的感棒 φ 长成了刺。

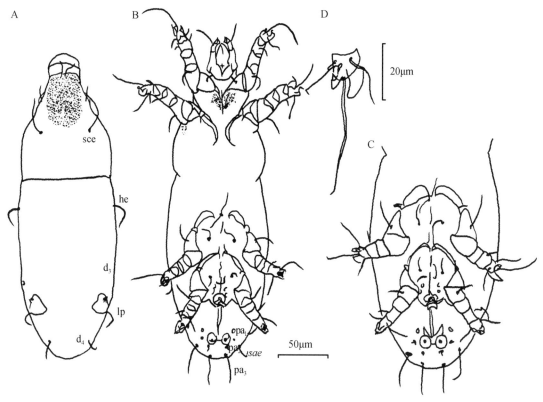

图 5-100　伽拉狭螨同型雄螨和异型雄螨

A. 同型雄螨背面；B. 同型雄螨腹面；C. 同型雄螨腹面；D. 同型雄螨左足Ⅲ的侧面

二、皱皮螨科

皱皮螨属（*Suidasia* Oudemans，1905）

1. 棉兰皱皮螨（*Suidasia medanensis*）

雄螨（图 5-101～图 5-103）：躯体长 300～320μm。体形与纳氏皱皮螨接近，但表壳的纹路，鳞片状更明显，也没有纵向的沟壑。不过，这些纹路仅能从新鲜的标本上看出。刚毛的排列和长度，与纳氏皱皮螨相似，主要区别在于刚毛 ve 更靠前，位于 vi 和基节上毛 PS 之间，刚毛 he 与 hi 的长度相等。肛孔靠近躯体末端，在吸盘的侧面；吸盘周围有 3 对肛毛。足Ⅰ的毛序与纳氏皱皮螨稍有不同：足Ⅰ腹面有刺 u、v，且芥毛不明显。

雌螨（图 5-104）：躯体长 290～360μm。其特征与雄螨相似，肛门两侧的肛毛，位置相似。

幼螨（图 5-105）：躯体长约 160μm。与纳氏皱皮螨的不同在于，基节棒和基节毛明显。每根基节棒形似一个葡萄酒瓶，只是"瓶颈"的末端是透明的灯泡状。

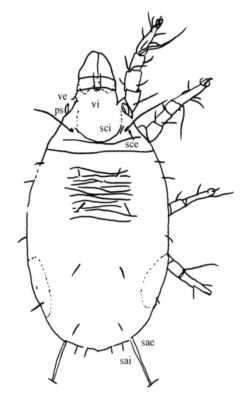

图 5-101　棉兰皱皮螨雄螨背面

ve、vi、sce、sci、sae、sai 为躯体上的刚毛；ps 为基节上毛

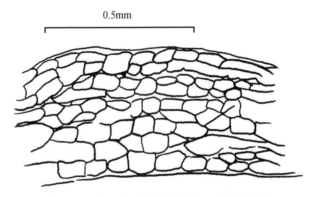

图 5-102　棉兰皱皮螨雄螨刚毛 d_2 周围的表皮

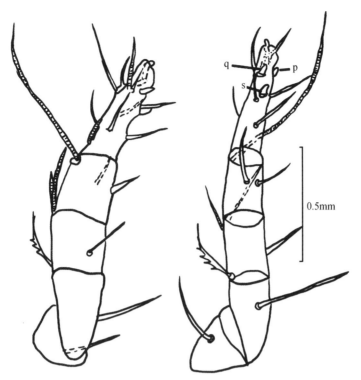

图 5-103　棉兰皱皮螨雄螨右足 I（左）和左足 I（右）的腹面

p、q、s 为侧刺

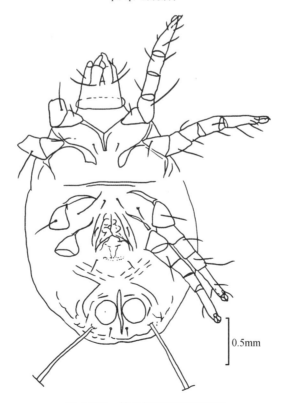

图 5-104　棉兰皱皮螨雌螨腹面

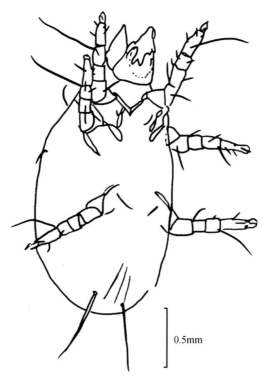

0.5mm

图 5-105　棉兰皱皮螨幼螨侧腹面

2. 纳氏皱皮螨（*Suidasia nesbitti*）

雌螨（图 5-106～图 5-108）：躯体长 300～340μm，躯体特征与雄螨相似。肛孔位于躯体的末端，周围有 5 对肛毛，第 3 对离肛孔的距离最远。生殖孔位于基节Ⅲ、Ⅳ之间。

雄螨（图 5-109～图 5-112）：躯体长 269～300μm，平坦、长椭圆形。表皮的沟纹不但长，而且会嵌进鳞片状的纹路里。这些纹路延伸至前足体的腹侧面，在活螨身上能发出彩虹般的光芒，但在标本上却看不到。前足体背板至后半体的表面都很光滑。刚毛完整。刚毛 vi 朝着颚体生长；ve 短小，从前足体板的中间冒出；基节上毛 ps 呈梳状，排列整齐；格氏器是表皮的褶层，边缘呈锯齿状。刚毛 sce 的长度是 sci 的 4 倍，但 sci 靠近 sce 且位于前足体板的两侧。身躯侧面的内突粗大。除了刚毛 he、sae，后足体板上的刚毛都偏短，长度与 sci 相似，且在褶皱的表皮上难以分辨。刚毛 d_1～d_4，呈线状排列；*sae* 的长度偏长，超过身躯的一半。从侧面看，肛孔位于躯体的末端，且周围有 3 对肛毛。每对螯翅的锯齿都各不相同，侧面都长有颚刺。足Ⅰ刚毛 d 的长度超过了爪的长度，刚毛 e、f 更短，感棒 ω_1 是根弧形的短棒；侧面看，刚毛 p、q 和 s 是明显带有弧度的刺，s 从跗节中部冒出；u、v 偏长且纤细，从跗节前端长出，使得仅基能被清晰辨别。刚毛和感棒从跗节基部长出，由于基节短小，所以两者逐渐靠拢；跗节Ⅰ上，ω_1 是一节纤细而略带弧形的短棒，后端与 ba 的基部重叠；跗节Ⅱ上，ω_1 更短更粗。芥毛朝着胫骨生长，大多被 ω_1 遮住；刚毛 aa、ba、la、ra 和 wa，形态完好；ω_2 靠近 ba。膝节上，σ_2 的长度是 σ_1 的 3 倍多，且它的刚毛与足Ⅰ剩余的基节部分都不够厚，不足以形成刺。跗节Ⅳ上的生殖吸盘，离基部顶点的距离最近。阴茎位于基节Ⅳ之间，是一段巨大的弧形管路。

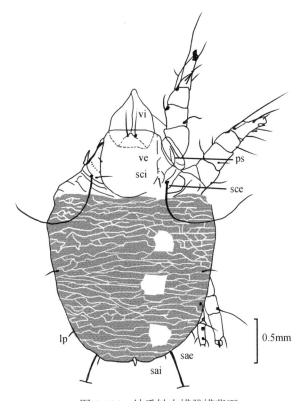

图 5-106　纳氏皱皮螨雌螨背面

ve、vi、sce、sci、lp、sae、sai 为躯体上的刚毛；ps 为基节上毛

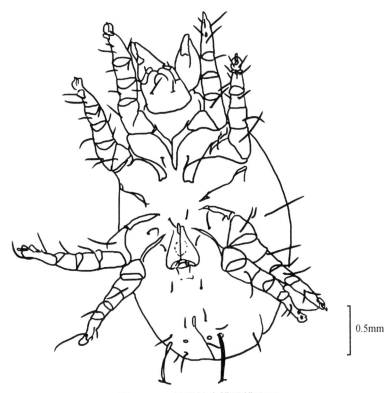

图 5-107　纳氏皱皮螨雌螨腹面

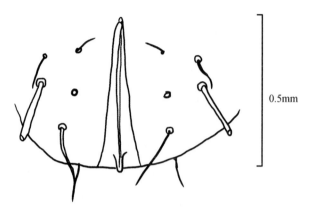

图 5-108　纳氏皱皮螨雌螨肛门区

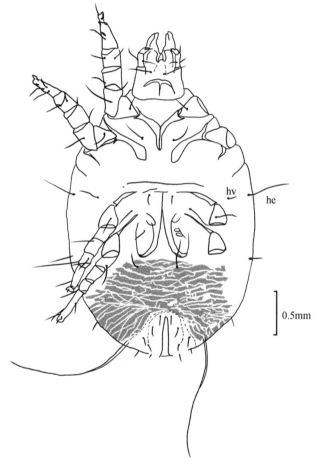

图 5-109　纳氏皱皮螨雄螨腹面

hv、he 为躯体上的刚毛

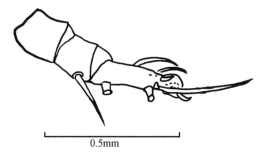

图 5-110 纳氏皱皮螨雄螨右足Ⅳ

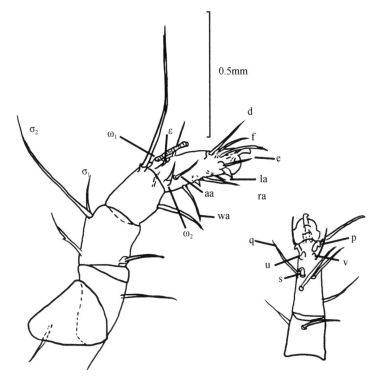

图 5-111 纳氏皱皮螨雄螨右足Ⅰ（左）和左足Ⅰ（右）上胫节的腹面

ω_1、ω_2、σ_1、σ_2 为感棒；ϵ 为芥毛；d、e、f、aa、ba、la、ra、wa、u、v、s、p、q 为刚毛和刺

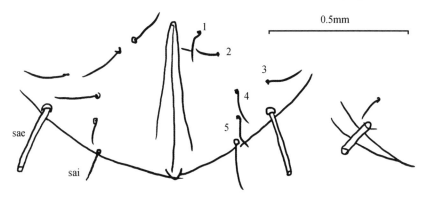

图 5-112 纳氏皱皮螨雄螨肛门区

sae、sai 为躯体上的刚毛；1～5 为生殖刚毛

幼螨（图 5-113）：躯体长约 160μm。表皮上的褶皱不像成螨那么明显，基节毛都已生长完好，但没有基节棒。

第一若螨和第三若螨见图 5-114 和图 5-115。

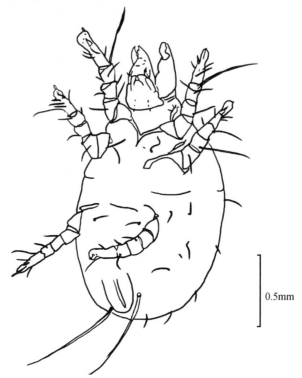

图 5-113　纳氏皱皮螨幼螨侧腹面

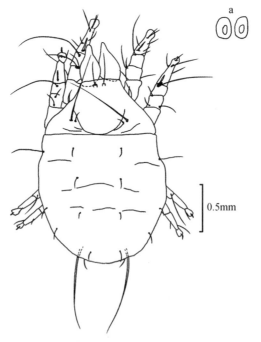

图 5-114　纳氏皱皮螨第一若螨背面生殖区（a）

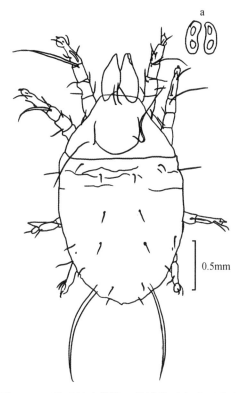

图 5-115 纳氏皱皮螨第三若螨背面生殖区（a）

第六章　食甜螨总科

食甜螨总科（Glycyphagusea）下设7个科，其中有3科7属见于屋尘中，即嗜渣螨科（Chortoglyphidae），包含嗜渣螨属（*Chortoglyphus*）；垫螨科（Echimyopodidae），包含无爪螨属（*Blomia*）；食甜螨科（Glycyphagus），包括嗜鳞螨属（*Lepidoglyphus*）、食甜螨属（*Glycyphagus*）、栉毛螨属（*Ctenoglyphus*）、脊足螨属（*Gohieria*）、澳食甜螨属（*Austroglycyphagus*）。有学者将澳食甜螨属（*Austroglycyphagus*）提升科水平分类，即嗜湿螨科（Aeroglyphidae）、嗜湿螨属（*Glycycometus*）。近年来，食甜螨被认为是螨类变应原的主要来源之一，仅次于麦食螨科（Pyroglyphidae），已知有10种食甜螨能够产生变应原。

一、食 甜 螨 科

自由生活的螨类，常见于贮存食品、农村环境和居所。此类螨常与啮齿类动物、食虫类或其他哺乳类的巢穴有关。躯体的背侧通常没有横颈沟可将其分为前足体和后半体。大多数类群的躯体都较软。背侧前足体板可能退化，形成一个中间骨片冠脊，或不存在。表皮通常被小乳突覆盖。躯体刚毛通常较长或非常长，带密（轻微或显著）刺。跗节非常长，纤细无脊。胫节Ⅰ～Ⅱ有一根或两根腹侧刚毛。膝节上的胫毛及刚毛通常呈齿状。在某些类群中（脊足螨属、栉毛螨属），成年螨的硬化程度更高。雄螨无交配吸盘，跗节和肛侧均无。雄螨的阳茎通常较小，不明显。螯通常嵌入在肉质跗端节的远端。

食甜螨亚科形态特征

1. 大多数躯体刚毛都较长，栉齿密、双栉形或呈叶状 ·· 2
   躯体刚毛周缘短··················· **钳爪螨亚科（Labidophorinae）**，包括棕脊足螨（*Gohieria fusca*）
2. 躯体周缘刚毛平整且呈齿状、双栉形或叶状，通常形成一个环形包绕着躯体；跗节短且粗，通常有一个背脊；胫节Ⅰ和Ⅱ上只有一根腹侧刚毛 ··
   ····· **栉毛螨亚科（Ctenoglyphinae）** [包括**重嗜螨属**（*Diamesoglyphus*）和**栉毛螨属**（*Ctenoglyphus*）]
   躯体刚毛栉齿密；跗节细长，无背侧脊；胫节Ⅰ和Ⅱ上有两根腹侧刚毛··································
   ··············· **食甜螨亚科（Glycyphaginae）** [包括**食甜螨属**（*Glyphagus*）和**嗜鳞螨属**（*Lepidoglyphus*）]

成螨属和种的主要形态特征

1. 有亚跗鳞片，无冠脊 ······································ **嗜鳞螨属（*Lepidoglyphus*）** ······2
   无跗亚跗鳞片，常有冠脊 ································· **食甜螨属（*Glycyphagu*）** ······4
2. 膝节Ⅲ的腹侧刚毛 nG 增宽，膨大成栉状鳞片 ·············· **米氏嗜鳞螨（*Lepidoglyphus michaeli*）**
   nG 未增大形成栉状鳞片 ·· 3

3. 在雄螨，膝节Ⅱ上的感棒σ增粗成刺状；在雌螨，后面的一对生殖刚毛（4a）位于生殖孔后缘的同一水平线上 ······························ **棍嗜鳞螨**（*Lepidoglyphus fustifer*）
　　雌雄两性膝节上的感棒σ都未增粗。在雌螨，后面的一对生殖刚毛（4a）着生于生殖孔后缘的后面 ···
　　······································· **害嗜鳞螨**（*Lepidoglyphus destructor*）
4. 雄螨胫节Ⅰ和Ⅱ上有一个大的梳状刚毛 ································· 5
　　雄螨胫节Ⅰ和Ⅱ上的刚毛正常 ····································· 6
5. 冠脊有一个明显的骨化区，位于刚毛 vi 的前面；雌螨的 h_2 长于 d_1 **隆头食甜螨**（*Glycyphagus ornatus*）
　　冠脊在刚毛 vi 前无骨化区域；雌螨的 h_2 等于或长于 d_1 ········ **双尾食甜螨**（*Glycyphagus bicaudatus*）
6. 刚毛 vi 几乎位于冠脊前端；刚毛 d_1 起源于 e_1 的前面 ············ **隐秘食甜螨**（*Glycyphagus privatus*）
　　刚毛 vi 位于冠脊的中间；刚毛 d_1 几乎与 e_1 着生于同一水平线上 **家食甜螨**（*Glycyphagus domesticus*）

Ⅰ. 嗜鳞螨属（*Lepidoglyphus*，Zachvatkin，1936）

无刚毛 ve，刚毛 vi 较长且带刺，超过螯肢的尖端，胛毛呈梯形或长方形，颚体位于躯体的前顶端，前背骨片无冠脊，刚毛 scx 细长，分叉明显，转节Ⅰ、Ⅱ的基部没有被大且增厚的表皮内突（如 *Xenocaster*）包绕，所有跗节上有亚跗鳞片，膝节Ⅰ感棒 σ_2 的长度超过感棒 σ_1 的 3 倍，跗节Ⅰ上的刚毛 1a、ra、ba 起源于跗节的远端 1/3 处。

雄螨：阳茎在基片Ⅰ的后面，位于基节Ⅱ和Ⅲ之间，前端有一个三角形板。

雌螨：前殖板未融合形成基节表皮内突Ⅰ，阴户位于基节Ⅱ和Ⅲ之间。

1. 害嗜鳞螨（*Lepidoglyphus destructor*）

雌雄两性膝节Ⅲ上的腹侧刚毛 nG 未增宽形成栉齿鳞片，膝节Ⅱ上的感棒 σ 未增粗。

雌螨（图 6-1、图 6-2）：刚毛 4a 起源于生殖孔的后缘，肛门末端，2 对刚毛（ad_3、ps_3）嵌入前端的两侧。

雄螨：足Ⅰ无变形，膝节Ⅰ感棒 σ_2 长度超过 σ_1 的 4 倍，胫节腹侧刚毛 kT、胫节Ⅲ和Ⅳ未起源于节间膜的边缘。

异态第二若螨（休眠体）：不活动、椭圆、无色，足退化，生殖裂的雏形以及表皮内突Ⅰ和Ⅱ轻度硬化，包裹在前若螨表皮内。

2. 米氏嗜鳞螨（*Lepidoglyphus michaeli*）

雌雄两性膝节Ⅲ的腹侧刚毛 nG 增宽，形成一个栉齿鳞片，胫节Ⅲ和Ⅳ的远端滑动关节膜一直延伸至刚毛 hT 的基部，刚毛 hT 起源于一个深槽的基部。雌螨结构如图 6-3、图 6-4 所示。

3. 棍嗜鳞螨（*Lepidoglyphus fustifer*）

雌雄两性膝节Ⅲ的腹侧刚毛 nG 未增宽形成栉齿鳞片。

雌螨：后侧一对生殖刚毛 g 起源于生殖孔的后缘所在的同一横线（阴户）。

雄螨：膝节Ⅱ上的感棒 σ 增粗，形成一个脊刺。

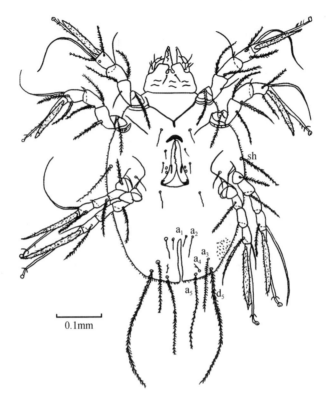

图 6-1 害嗜鳞螨雌螨腹面

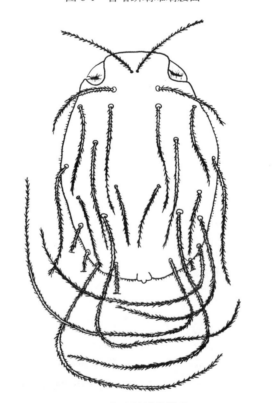

图 6-2 害嗜鳞螨雌螨背面

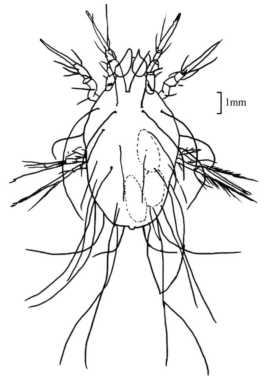

1mm

图 6-3　米氏嗜鳞螨雌螨背面

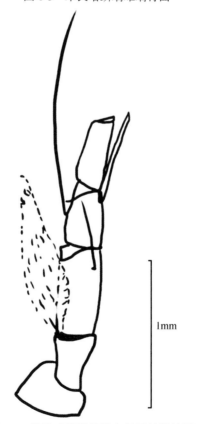

1mm

图 6-4　米氏嗜鳞螨雌螨右足Ⅲ基部的侧面

Ⅱ. 食甜螨属（*Glycyphagus* Hering，1938）

所有的跗节上都无亚跗鳞片，通常有一个前背骨片冠脊，刚毛 scx 更粗壮，呈叉状且分支，膝节Ⅰ上感棒 δ_2 的长度是感棒 δ_1 和 ω_1 的 2 倍，胫节Ⅰ～Ⅱ上有 2 根腹侧刚毛，生殖孔位于基节Ⅱ和Ⅲ之间。

1. 家食甜螨（*Glycyphagus domesticus*）

雌雄两性前足体骨片冠脊从螯肢的基部开始延伸，至前胛毛的水平（等于胛内毛），刚毛 *vi* 几乎嵌入冠脊的中间，刚毛 d_1 几乎起源于 e_1 的同一水平，无亚跗鳞片，而为一条栉状刚毛 wa 所代替，在所有足上都有刚毛 wa，位于跗节中央，刚毛 la、ba 和 ra 起源于 wa 基部和跗节顶端之间，跗节Ⅰ上的感棒 ω_1 呈细杆状，长度大于跗节Ⅱ上的 ω_1，感棒 ω_2 长度大约是感棒 ω_1 的一半。

雄螨：胫节Ⅰ和Ⅱ上的刚毛正常，胫节Ⅲ和Ⅳ上的刚毛 kT 远离节片的远端边缘。

雌螨（图 6-5、图 6-6）：生殖孔延伸至基节臼Ⅲ的后缘，长度短于其与肛门前端的距离，刚毛 4a 刚好嵌入在生殖孔后末端的后面，2 对刚毛（ad_3、ps_3）位于肛裂前末端的两侧，末体的后缘有一个突出的管状交配囊，刚毛 d_1 几乎起源于 e_1 的同一水平，跗节Ⅰ上的远端刚毛（la、ra、ba、wa）排列更稀疏。

异态第二若螨（休眠体）：卵形，白色，有小芽状颚体，包裹在前若螨表皮内，无网状结构。

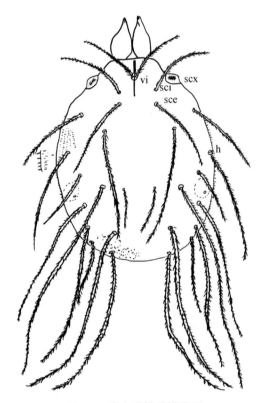

图 6-5　家食甜螨雌螨背面

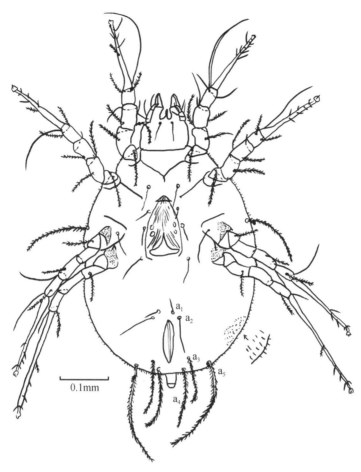

图 6-6　家食甜螨雌螨腹面

2. 隆头食甜螨（*Glycyphagus ornatus*）

雌雄两性前背骨片冠脊与家食甜螨相似，刚毛 vi 着生点前面有一个明显的硬化区域，刚毛 scx 分叉分支，躯体刚毛长，栉齿状，起源于骨片基部（图 6-7）；刚毛 d_1 较短，刚毛 e_1 长于躯体，刚毛 h_2 长于 d_1，跗节 I 、跗节 II 弯曲，胫节和膝节的远端膨大，所有足的腹侧刚毛都较长且呈梳状，膝节 I 上的感棒 σ_1 短于 σ_2，胫节 III 和 IV 上的节间膜延长至刚毛 kT 的基部。

雌螨（图 6-8～图 6-10）：生殖孔（阴户）的后缘与刚毛 4a 分离，与表皮内突 III 位于同一水平，胫节 I 和 II 上的刚毛 hT 为正常刚毛，未呈梳状，跗节 I 上的远端刚毛（la、ra、ba、wa）彼此靠近。

雄螨：胫节 I 和 II 上的刚毛 hT 较大，呈梳状，形成一个三角形毛状结构，内缘有 9～10 个齿（胫节 I ）或 4～5 个齿（胫节 II ）（图 6-11、图 6-12）。

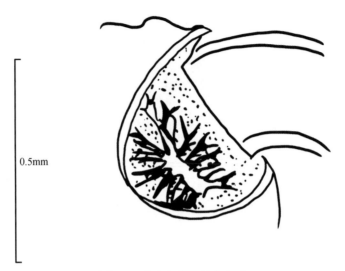

0.5mm

图 6-7 隆头食甜螨基节上毛

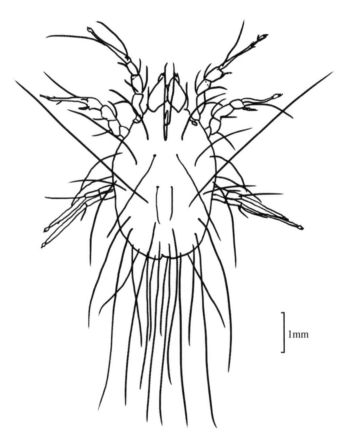

1mm

图 6-8 隆头食甜螨雌螨背面

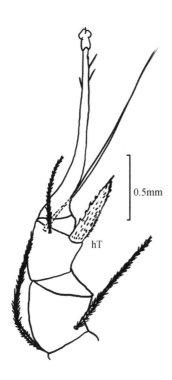

图 6-9　隆头食甜螨雌螨左足 II 的腹面

hT 为修饰毛

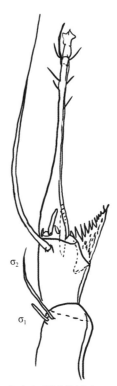

图 6-10　隆头食甜螨雌螨右足 I 的背面

σ_1、σ_2 为感棒

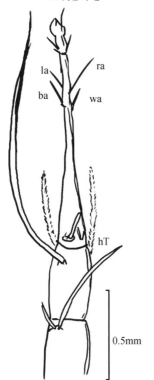

图 6-11　隆头食甜螨雄螨右足 I 的背面

ba、la、ra、wa、hT 为刚毛

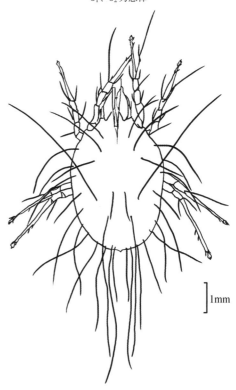

图 6-12　隆头食甜螨雄螨背面

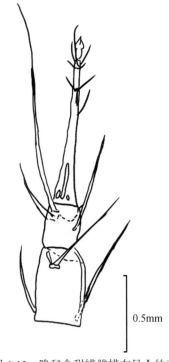

0.5mm

图 6-13　隐秘食甜螨雌螨右足 I 的背面

3. 隐秘食甜螨（*Glycyphagus privatus*）

雌雄两性刚毛 vi 着生于冠脊的前末端；刚毛 d_1 起源于 e_1 的前面，与 c_1 位于同一水平，跗节 I 上的感棒 ω_2 非常短，与芥毛的长度相似。膝节 I 上的感棒 δ_1 比家食甜螨短，远远短于 ω_1，刚毛 scx 呈叉状且分支（图 6-13）。

雄螨：胫节 I 和 II 上有正常刚毛。

雌螨：生殖孔（阴户）比家食甜螨长，向后延伸至基节臼 IV 的后缘，比其本身与肛门之间的距离长。

III. 栉毛螨属（*Ctenoglyphus* Berlese，1884）

雌雄两性表皮常粗糙，膝节 I 有 2 根感棒，胫节 I～II 有 1 根腹侧刚毛，膝节 III 无感棒 δ，背毛通常严重改变，呈双栉形，背侧毛序存在两性异形，角质纹饰明显。

雄螨：大多数背毛呈双栉形，较长。

雌螨：背部侧缘的刚毛呈明显的双栉形，有时候呈叶形，角质层呈花纹状，有疣状不规则突毛 c_1 和 d_1，长度大于二者之间的距离。

1. 羽栉毛螨（*Ctenoglyphus plumiger*）

雌雄两性躯体刚毛狭窄，刚毛倒刺游离，直立；感棒 ω_1 着生于脊基部的细沟上，两侧是 ω_2 和非常小的芥毛，胫节 I 上的感棒 phi 粗长，膝节 I 上的感棒 σ_2 比 σ_1 长得多，σ_1 的远端膨大。

雌螨（图 6-14）：刚毛的倒刺着生于与刚毛主轴组成的一个锐角。足比雄螨细长，胫节 I 上的感棒 phi 的发育程度不及雄螨。交配囊向基部增宽，覆盖着细肉赘。

雄螨（图 6-15）：刚毛 c_1 几乎等于 d_1，每根躯体刚毛的主轴都覆盖着一个微小的突出，阳茎固定在表皮内突 IV 之间的一个三角形基上。

2. 卡氏栉毛螨（*Ctenogiyphus canestrinii*）

雌雄两性刚毛倒刺均游离、挺直，彼此几乎平行，越到刚毛基部倒刺的长度越短。

雌螨：表皮表面有大而不规则的疣突覆盖，端头不均匀分裂，刚毛倒刺起源于与刚毛主轴组成的一个直角，弯曲。交配囊较长，从末体末端突出（图 6-16、图 6-17）。

雄螨：表皮有细小的粒状结构，但 e_1 例外。所有躯体刚毛都呈双栉形，且狭长。刚毛 e_1 几乎与躯体一样长，狭长且为细齿状，刚毛 c_1 的长度是 d_1 的 2 倍。

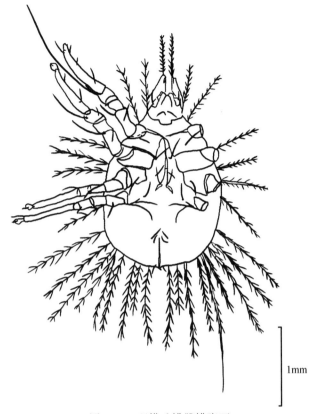

1mm

图 6-14 羽栉毛螨雌螨腹面

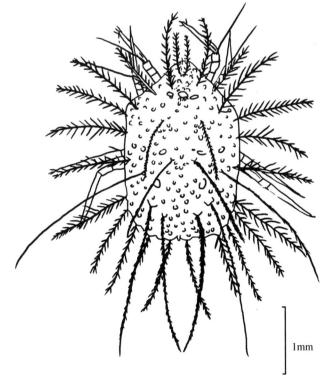

1mm

图 6-15 羽栉毛螨雄螨背面

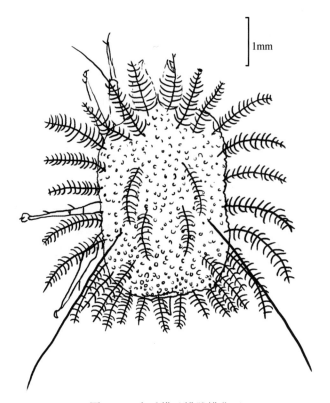

图 6-16　卡氏栉毛螨雌螨背面

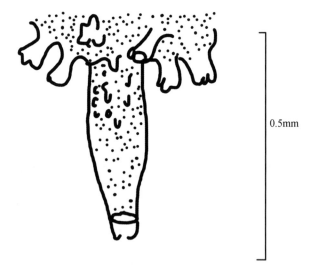

图 6-17　卡氏栉毛螨雌螨交配囊

3. 棕栉毛螨　（*Gtenoglyphus palmifer*）

雌雄两性躯体刚毛呈叶状，有倒刺，由透明膜相连，在外缘处增粗（图 6-18）。

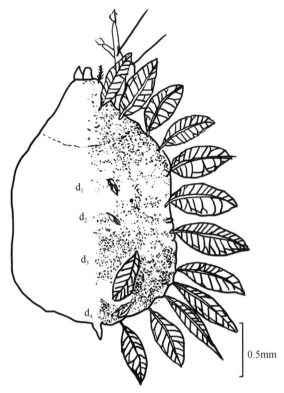

0.5mm

图 6-18　棕榈毛螨雌螨背面

$d_1 \sim d_4$ 背部刚毛

IV. 脊足螨属（*Gohieria* Oudemans，1934）

棕脊足螨（*Gohieria fusca* Oudemans，1902）

雌雄两性前足体未分成两片，向前延伸，悬于颚体之上。螯肢有一根刚毛，表皮骨化均匀，有凹痕，颜色深，呈粉红或褐色，饰有细刚毛。装饰刚毛的形状不是小三角形微毛，无明显的前足体骨片（或冠脊）。雄螨和雌螨的侧毛未着生于结节，无薄片，刚毛 vi 和 scx 呈齿状，躯体的其他刚毛仅有轻微的锯齿状，刚毛 vi 几乎位于前足体的尖端（仅稍微靠后），刚毛 ve 更靠后，几乎与刚毛 scx 位于同一横线，刚毛 sci、sce 和 c_2 位于同一水平。足短且宽厚，明显呈脊状（图 6-19）。所有足的表皮内突都细长，联合在一起，围绕着生殖孔（图 6-20）。存在螯间钳，胫节和膝节明显呈脊状，尤其是雌螨。所有足的膝节和股节自由铰接，膝节和股节的远端缘扩大，股节无大的腹侧龙骨突，胫节 I、II 有 2 根腹侧刚毛，膝节 III 有感棒 σ。胫节 I 上的感棒 phi 通常较长。

雄螨（图 6-21～图 6-23）：前跗节的基部扩大，起源于腹侧跗节尖端，足 III 和 IV 的前跗节较长，且明显弯曲。生殖器相对简单，阳茎向前，位于基节区 IV 之间（图 6-20），雄螨的体型与雌螨相似，两性轻微异形。

雌螨（图 6-24～图 6-28）：足比雄螨更细长，纵脊发育良好，跗节 I 上的刚毛沿着节间隔排列，而不是集中在远端。生殖乳突在产卵孔（阴户）的后部外翻，雌螨产卵孔区伸长，两侧平行，基节表皮内突 I 融合，与前殖板分离（图 6-28），股节 I 的腹侧刚毛赤裸，无倒刺。

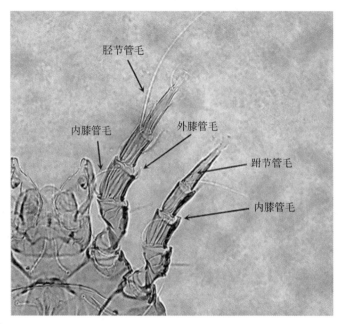

图 6-19　棕脊足螨雌螨附肢Ⅰ和附肢Ⅲ上的感棒（超高倍显微镜 400×）

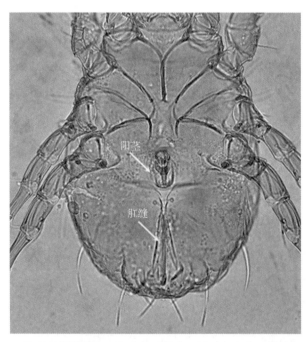

图 6-20　棕脊足螨雄螨腹面阳茎的形状和肛缝（超高倍显微镜 400×）

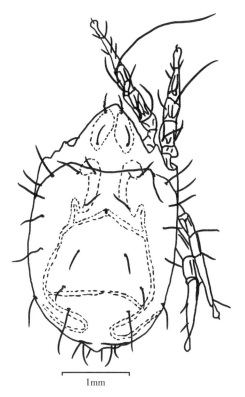

图 6-21　棕脊足螨雄螨背面

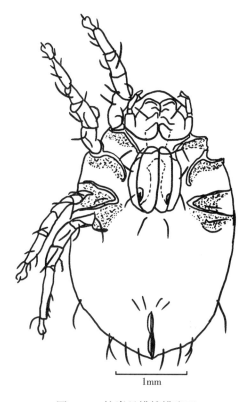

图 6-22　棕脊足螨雄螨腹面

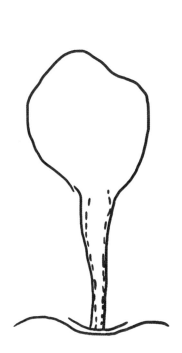

图 6-23　棕脊足螨雄螨外生殖器

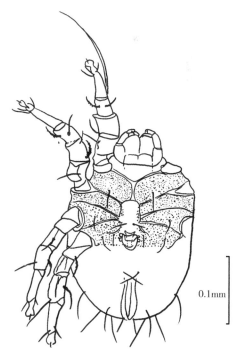

图 6-24　棕脊足螨雌螨腹面

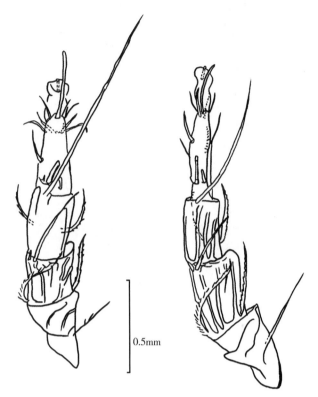

图 6-25　棕脊足螨雌螨右足Ⅰ（左）和雄螨右足Ⅰ（右）的背面

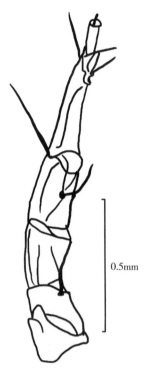

图 6-26　棕脊足螨左足Ⅳ的侧面

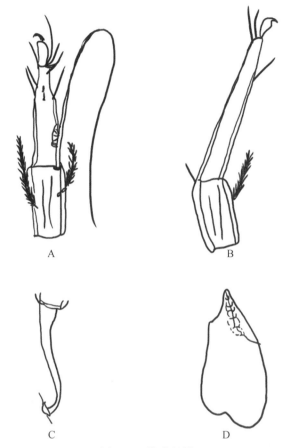

图 6-27　棕脊足螨

A. 雌螨足 I 的跗节；B. 雄螨足 IV 的跗节；C. 雌螨交配囊；D. 雌螨螯肢

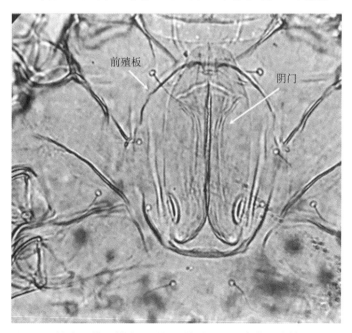

图 6-28　棕脊足螨雌螨腹面阴门和前殖板（超高倍显微镜 400×）

V. 澳食甜螨属 (*Austroglyeyphagus* Fain and Lowry，1974)

1. 马来澳食甜螨 (*Austroglyeyphagus malaysiensis*)

雌螨：躯体长 470μm，宽 350μm（标本取自养殖螨）。腹部：阴门前部有条纹纹路，且表皮没有突起。基片 I 骨化严重，融合成 Y 形（图 6-29）。背部：表皮有细小的突起，类似三棱齿的形状，除了前足体背板上侧中纵向带上有斑点花纹。其他属带有细长、深厚的沟纹（图 6-30）。刚毛 sci 靠近 sce 后侧。囊孔靠近侧后方。跗节 I～IV 分别长 150μm、160μm、190μm、210μm（图 6-30）。螯肢长 96μm。毛序：刚毛 vi 长 150μm，ve 长 80μm，sce 长 225μm，sci 长 240μm，除了刚毛 d_1，其他刚毛都带刺。刚毛 a_1～a_3，细长柔软，分别长 50μm、40μm、50μm。刚毛 scx 细长，带少许短刺。感棒 ω_2 距跗节 I 基部 50μm，长 66μm，其护毛长 15μm。感棒位于膝节 I 上，长度 80～90μm。

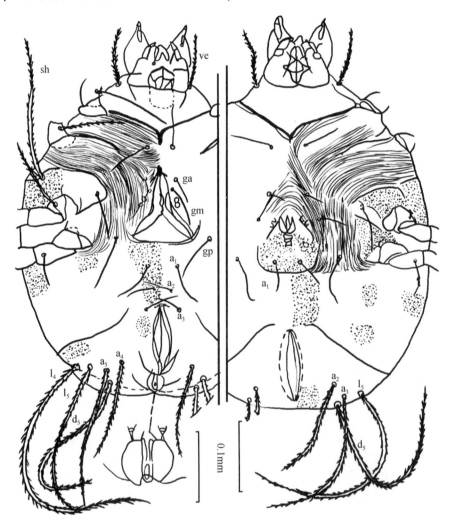

图 6-29　马来澳食甜螨雌螨（左）和雄螨（右）腹面

雄螨：躯体长 465μm，宽 330μm（标本取自养殖螨）。躯体特征与雌螨相似。刚毛 sci 位于 sce 后侧。腹部：生殖板骨化完好，带网状图纹，长 75μm（含两侧骨片），宽 78μm（图 6-29）。阳茎长 30μm（不含基片），侧边有两块骨化严重、长 20~21μm 的骨片。足与雌螨的相似。跗节 I～IV 分别长 140μm、147μm、165μm、189μm。螯肢长 87μm。毛序：刚毛 vi 长 150μm，ve 长 75μm，sce 长 215μm，sci 长 220μm，d_1 长 150μm，d_2 长 350μm，d_3 长 440μm，d_4 长 360μm，d_5 长 250μm，l_1 长 290μm，l_2 长 390μm，l_4 长 330μm，l_5 长 225μm。感棒与雌螨相似。

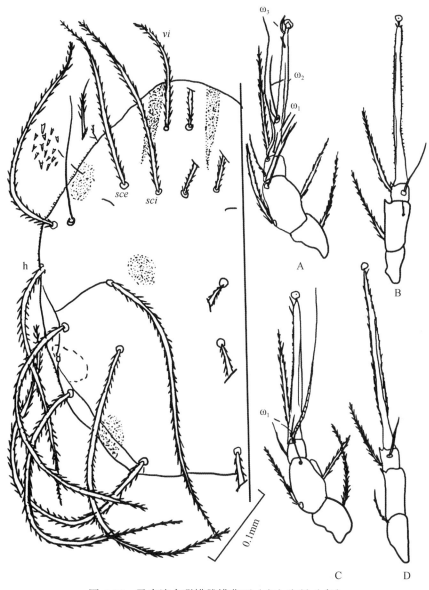

图 6-30　马来澳食甜螨雌螨背面（左）和足（右）

A. 足 I；B. 足 II；C. 足 III；D. 足 IV

2. 吉隆坡澳食甜螨（*Austroglyeyphagus kualalumpurensis*）

雌螨：正模躯体长 420μm，宽 306μm；副模大小为 429μm×304μm。表壳有细小的突起，与马来澳食甜螨的特征类似，但前足体背板的前端、刚毛 scx 与纵向骨化沟间的突起较少。刚毛 sci 在 sce 的正前方（图 6-31）。腹部：与马来澳食甜螨相似，但生殖区的条纹纹路并不清晰（图 6-32）。螯肢长 75μm。腹囊在下端。足：跗节 I～IV，分别长 87μm、117μm、150μm、183μm（图 6-32）。毛序：刚毛 vi 长 120μm，ve 长 60μm，sci 长 155μm，sce 长 160μm。除了 d_1 细长柔软，其他刚毛均粗大带刺。刚毛 a_1～a_3 非常细长，长度为 20～50μm。文献报道的两只雌螨均未找到 a_4。感棒 ω_2 距跗节 I 的顶端 36μm；膝节 I 上的感棒 phi 长度不等，分别长 45μm、36μm。

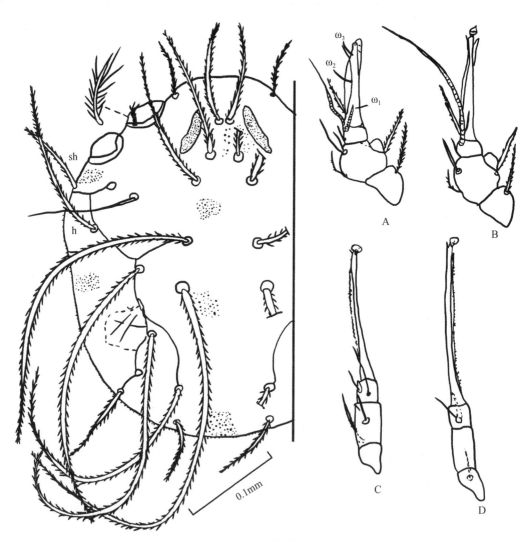

图 6-31　吉隆坡澳食甜螨雌螨背面（左）和足（右）

A. 足 I；B. 足 II；C. 足 III；D. 足 IV

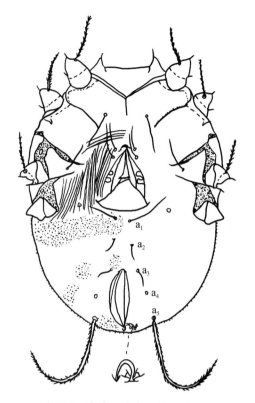

图 6-32　吉隆坡澳食甜螨雌螨腹面

3. 膝澳食甜螨（*Austroglycyphagus geniculatus*）

雄螨：躯体长 433μm。一般来说，该种的外形和花纹与家食甜螨相似。表皮的纹路是粒状的，且更明显，分布在刚毛 *vi* 的基部周围。表皮也因此光滑，形成了前背足板。刚毛 ve 在 vi 前面，围绕着颚体生长。所有背上刚毛，除了 d_1，都呈齿状。刚毛 d_2 和 d_3 的长度差不多，并排排列（图 6-33）。腹后腺很大，活螨的腹后腺呈血红色；随着生命周期的增长，颜色会渐渐变淡，但标本上仍保留一点红色。在螨虫的整个发育、生长阶段，腺体都呈红色。足，细长；足节，呈圆柱形；四对足的跗节非常短小。与嗜鳞螨属一样，所有跗节都被包裹在齿状的鳞片里，但跗节 I 、II 的毛序显然不同。跗节 I ，感棒 ω_1 非常长，呈曲线形，且与所在节段紧密相连（图 6-34）。在嗜鳞螨属中，刚毛 ba、la 和 ra 的轮廓很鲜明，位于节段的中部。刚毛 la 上的齿纹偏长，位于跗节前端。胫节 I ，感棒 phi 非常长，弯曲成一个松散的螺旋；胫节 II ，感棒 phi 则稍短，偏直；胫节 III 和 IV ，感棒 phi 仅有对应跗节的一半长。

雌螨：躯体长 430～500μm。特征与雄螨相似。生殖孔位于生殖刚毛的正后方。交配囊，短而宽。

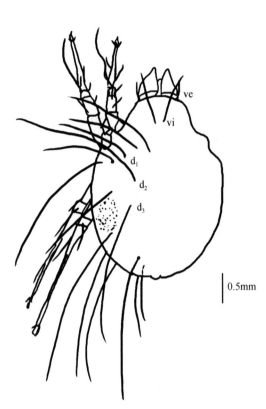

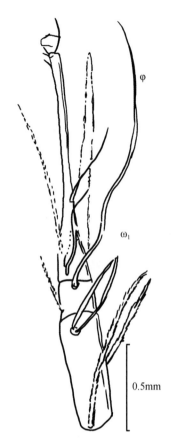

图 6-33 膝澳食甜螨雄螨背面

ve、vi、d_1~d_3 为躯体上的刚毛

图 6-34 膝澳食甜螨雄螨右足 I 的背面

ω_1、φ 为感棒

二、嗜渣螨科 Chortoglyphidae

嗜渣螨属（*Chortoglyphidae* Berlese，1897）

躯体无微刺或条纹，腹侧小头无外嵴。无离散的基节表皮内突Ⅲ和Ⅳ，也无离散的前足体骨片（冠脊）。成年螨的基节表皮内突Ⅲ和Ⅳ高度退化。雄螨有肛周吸盘，跗节Ⅳ上通常有改良的吸盘样或脊刺样刚毛。感棒 ω_2 通常比 ω_1 更靠近基部。所有跗节上都有覆盖刚毛（或所有跗节上一对中的一根可能缺失）。所有属的异态第二若螨（休眠体）都是卵泡内寄生虫。休眠体的生殖区位于末端或次末端，后面有突出的生殖乳突；胫节Ⅲ和Ⅳ上的腹侧刚毛呈明显的梳齿状；背侧末体刚毛呈脊刺状，尖端通常分叉。休眠体有所有基节刚毛（存在刚毛 3a 和 4a），胫节Ⅲ～Ⅳ上有改良的梳状刚毛 v'，形成宿主毛囊的内衬，起着稳固作用。刚毛 1a 存在或不存在。附着器官发育不全或不存在；附着器官的刚毛 p_1 和 p_2 位于末体末端，呈小刺状。背毛大多呈脊刺状、顶部分叉、向前，决定了螨在卵泡中的位置。某些休眠体在膨胀期间使躯体长度增加了大约 10 倍。只有一个物种，拱殖嗜渣螨，已经适应了人类生活环境，滋生于全世界范围内的贮存谷物和面粉中。

拱殖嗜渣螨（*Chortoglyphus arcuatus*）

雌雄两性螯肢带螯且显著，躯体呈椭圆形，未分裂成前足体和后半体，躯体角质光滑且有光泽，无条纹和微毛，无离散的前足体骨片，躯体刚毛较短且几乎全部光滑。生殖乳突形状正常，明显增大且退化。跗节Ⅰ的感棒 ω_1 形成一个长且弯曲的棒，起源于感棒 ω_2 附近。跗节Ⅰ的刚毛 wa 增大，形成一个粗短的脊刺，ba 是一个细刚毛。膝节Ⅰ上只有一根感棒 σ，胫节Ⅰ、Ⅱ上有背侧感棒和 0～2 根腹侧刚毛，足位于腹侧前跗节，有嵌入螯，螯间钳结构简单，肛门位于躯体后缘附近。雄螨和雌螨有或无结构简单的螯间钳。腹侧小头无外脊、离散的基节表皮内突Ⅲ，有时还无基节表皮内突Ⅳ。

雌螨（图 6-35～图 6-38）：产卵孔（阴户）呈纵向，生殖瓣向前附着在躯体上，可向后自由活动，位于基节Ⅲ和Ⅳ之间（图 6-37），生殖乳突的肛区总是有生殖孔、5 对刚毛。

雄螨（图 6-38～图 6-43）：阳茎较长，位于基节Ⅰ和Ⅱ之间（图 6-41），肛侧吸盘明显，肛区有 2 对刚毛，跗节Ⅳ上有跗节吸盘，足Ⅲ与足Ⅳ相似。

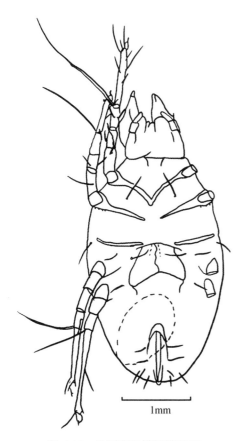

图 6-35　拱殖嗜渣螨雌螨腹面

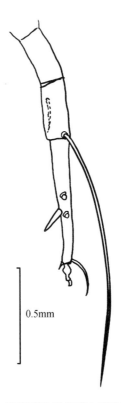

图 6-36　拱殖嗜渣螨雌螨右足Ⅳ的背侧面

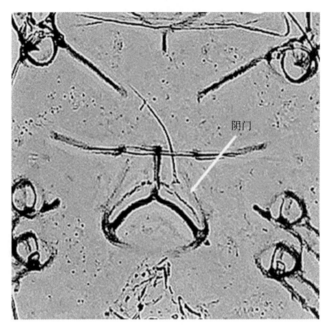

图 6-37　拱殖嗜渣螨雌螨腹面阴门（超高倍显微镜 400×）

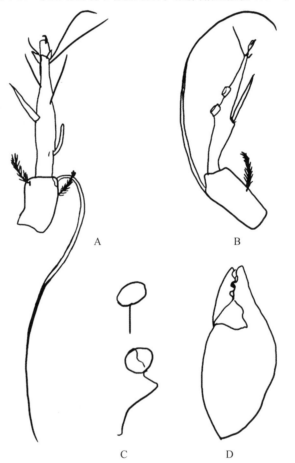

图 6-38　拱殖嗜渣螨跗节、交配囊和螯肢

A. 雌螨足Ⅰ的跗节；B. 雄螨足Ⅳ的跗节；C. 雌螨交配囊；D. 雌螨螯肢

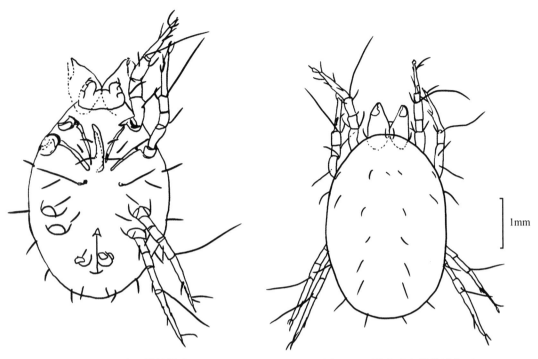

图 6-39 拱殖嗜渣螨雄螨腹面　　　　　图 6-40 拱殖嗜渣螨雄螨背面

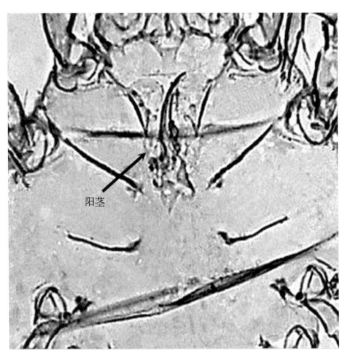

图 6-41 拱殖嗜渣螨雄螨腹面阳茎（超高倍显微镜 400×）

阳茎

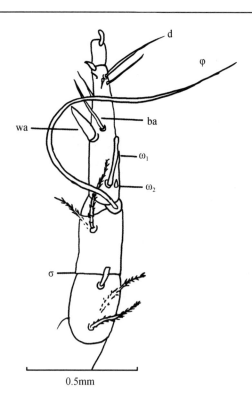

图 6-42　拱殖嗜渣螨雄螨右足Ⅰ的内侧面

ω₁、ω₂、φ、σ 为感棒；d、ba、wa 为刚毛和刺

三、垫 螨 科

无爪螨属（*Blomia* Oudemans，1928）

热带无爪螨（*Blomia tropicalis*）

雌螨

腹部（图 6-43）：肢上板 1 自由；外阴由三瓣闭合；圆盘状的短生殖器吸盘外露；肛门开口于末端和腹侧；6 对肛门刚毛，2 对在背侧；交配管长而弯曲，向其末端逐渐狭窄；囊交配部分可见硬化，入口到输卵管呈酒杯状。颚体部：须肢与 2 对刚毛脱位，后者呈栉齿状；甲触须有 2 个自由段，近端有 2 对刚毛（一对栉齿状，一对平滑），远端段有一对平滑刚毛和 1 个感棒。口上突发育良好；螯角有 6 颗上牙、3 颗下牙和 1 个下颌脊柱。背部（图 6-44）：前足体与后半体之间无缝合；除 d₂ 外的所有背部刚毛呈栉节状，但是，在电子显微镜下可以看到一些梳状结构；先将刚毛 ve 植入到 vi；基节上的刚毛是 1 个分支杆；格氏器器官小；一双侧腹油腺体可见。足部（图 6-45）：共 5 节；跗节长；爪不可见。

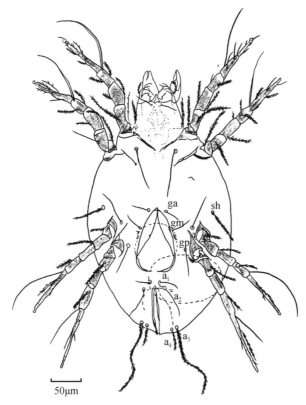

图 6-43 热带无爪螨雌螨腹面

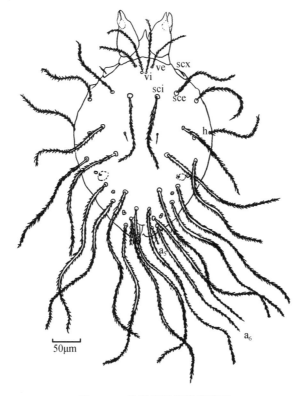

图 6-44 热带无爪螨雌螨背面

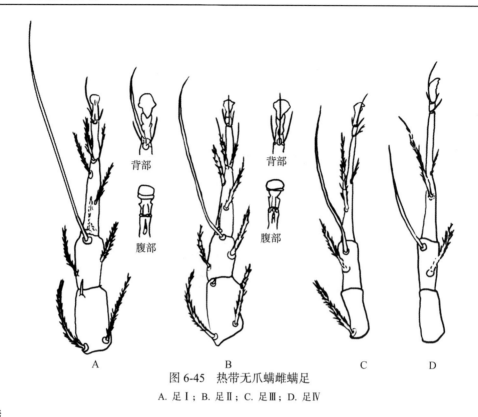

图 6-45　热带无爪螨雌螨足

A. 足 I；B. 足 II；C. 足 III；D. 足 IV

雄螨

　　腹部（图 6-46）：基节板 I 游离，生殖孔开口位于基节 III 和 IV 之间，生殖器呈小盘状、乳头样；阴茎是短而弯的管状物；肛门位于腹部末端或近末端；3 对肛门刚毛均位于腹侧；

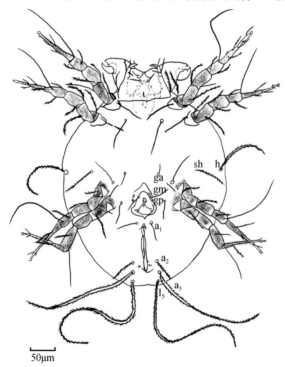

50μm

图 6-46　热带无爪螨雄螨腹面

肛门两侧向后均有小裂口。颚体与雌螨相同。足部与雌螨相同，除了跗节Ⅳ总弯向腹侧。

　　第一若螨见图6-47，第三若螨见图6-48，幼螨见图6-49、图6-50。

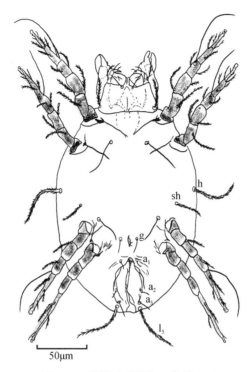

图 6-47　热带无爪螨第一若螨腹面

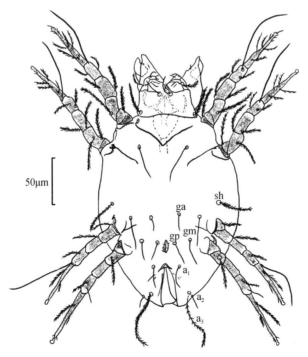

图 6-48　热带无爪螨第三若螨腹面

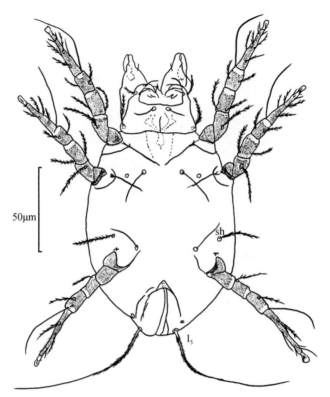

图 6-49　热带无爪螨幼螨腹面

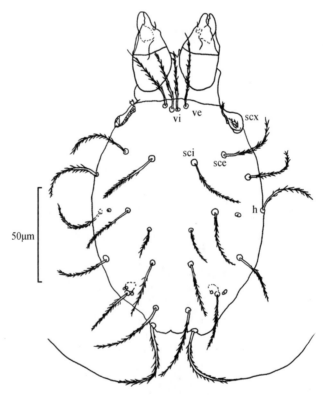

图 6-50　热带无爪螨幼螨背面

第七章　半疥螨总科

　　半疥螨总科（Hemisarcoptoidea）为疥螨目的一个总科，下设 6 科，即食藻螨科（Algohpagidae）、果螨科（Carpoglyphidae）、毛爪螨科（Chaetodactylidae）、半疥螨科（Hemisarcoptidae）、海阿螨科（Hyadesiidae）、温特螨科（Winterschmidtiidae）。果螨科下设果螨属（Carpoglyphus）、嗜粪螨属（Coproglyphus）、Dichotomiopus 和 Pullea。果螨属的甜果螨（Carpoglyphus lactis）偏爱高糖类食物如干果，是一种重要的储藏物螨类，有报道其提取液有致敏性。

果　螨　科

果螨属（*Carpoglyphus* Robin，1869）

甜果螨（*Carpoglyphus lactis*）

　　雌螨（图 7-1～图 7-4）：躯体长 380～420μm。特征与雄螨相似。在身躯的侧面，胸骨和内突 Ⅱ 汇拢，构成前殖板，正好遮住生殖孔的前末端。生殖区未完全硬化，位于基节 Ⅱ、Ⅲ 之间。肛门孔靠近身躯的末端，周围有 1 对肛毛。交配囊呈圆形，位于身躯的末端。足比雄螨的更纤细，发育完好的前跗节也比雄螨少。

　　雄螨（图 7-5、图 7-6）：躯体长 380～400μm，椭圆形，稍呈扁平状。由于表皮半透明，所以躯体的颜色与消化道内的食物有关。颚体和足，略带粉色。肩部，易于辨认，位于身躯截断的后沿，略凹。没有前足体背板。腹末腺位于身躯末端，有颜色。颚基的另一侧，有少许角膜，没有色素角膜。腹面内突完全硬化。生殖孔位于基节 Ⅲ、Ⅳ 之间。阴茎粗钝，顶点在正前方，生殖器官也非常长。生殖肛毛，有 2 对且长度相似。肛门离躯体末端很远（图 7-6）。除了顶外毛和另 2 对刚毛是在躯体末端，其他都很短小（仅占身躯长度的 7%～12%），刚毛末端呈圆形。顶内毛未超过螯肢尖端；顶外毛在顶内毛、刚毛 sci 之间且靠前；刚毛 d_1～d_4、sai 排列成两列，位于身躯中后部。基节上毛，形似钝棒。身躯后末端有 2 对长的刚毛，分别是 pa_1 和 sae。颚体，呈锥形，可活动。螯肢上有细短的"剪子"。足位于跗节前端，发育良好，带有 2 根纤细的"肌腱"。这些"肌腱"从跗节末端一直延伸至镰刀爪。跗节 Ⅰ 上，中部、末梢处的刚毛带刺。感棒 ω 就像圆柱形的短棒，明显弯曲，可以遮住感棒 $ω_2$ 的基部。胫节 Ⅰ、Ⅱ 上，感棒 phi 位于胫节中部，两边均有侧刚毛。

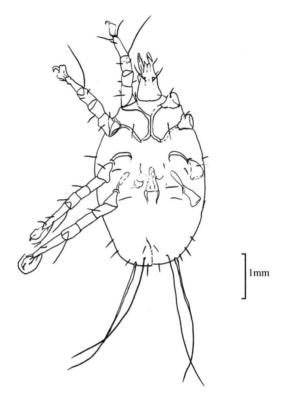

图 7-1　甜果螨雌螨腹面

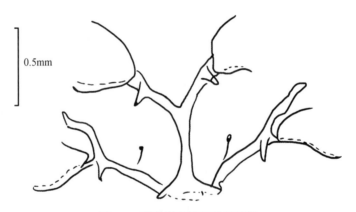

图 7-2　甜果螨雌螨基节后骨架

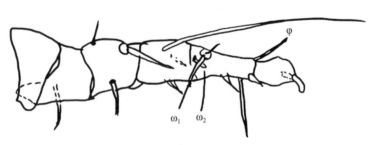

图 7-3　甜果螨雌螨左足 I 的背面

ω_1、ω_2、φ 为感棒

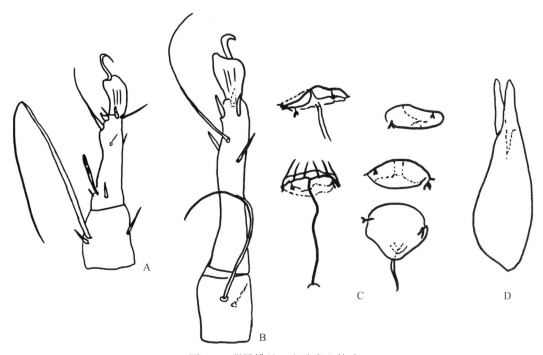

图 7-4　甜果螨足、生殖囊和螯肢

A. 雌螨足 I 的跗节；B. 雄螨足 IV 的跗节；C. 雌螨生殖囊；D. 雌螨螯肢

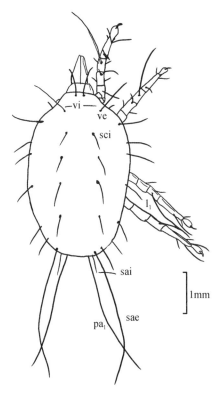

图 7-5　甜果螨雄螨背面

vi、ve、sci、l_1、sae、sai、pa_1 为躯体上的刚毛

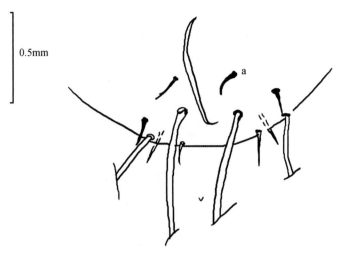

0.5mm

图 7-6 甜果螨雄螨肛门区

a 为肛毛

第八章　跗线螨总科

跗线螨总科（Tarsonemoidea）体积微小，躯体长 90～350μm，卵圆形、圆形、乳白色、黄色或绿色。已知有 2 科，跗线螨科（Tarsonemidae）和蚴螨科（Podapolipidae）。其中，跗线螨科谷跗线螨常见于屋尘样本中，已有文献报道跗线螨为我国南方空调滤网灰尘中优势螨种之一，且与粉尘螨具有交叉反应变应原。

一、跗 线 螨 科

跗线螨属（*Tarsonemus* Canestrini and Fanzago，1876）

1. 谷跗线螨（*Tarsonemus granarius*）

雌螨（图 8-1）：颚体，偏长，背中线有内突，但侧面基部没有；内背毛，较侧刚毛长；无外背毛（或后须毛）。须肢，呈圆柱形，顺向并列生长。螯针，短小，可伸缩。咽，与 *T. fusarii* 相似，骨化严重，壁呈马蹄状，无明显的肌肉鞘，咽末周围有一对组织腺体。身躯，近似椭圆；背板无任何纹饰，侧面光滑。前足体背板，近似三角形，长约为宽的 1.5 倍，不是典型的罩子形，2/3 的颚体、几个假气门器裸露在外；中后部有 1 个小的背突；胛毛与气门中间有一对窝。假气门器，呈头骨状，卵形，似针状，覆盖于表面。侧毛，为胛毛的一半长；胛毛的长度，约为插入点的横向间距，相当于背板Ⅰ的后侧刚毛的插入点到侧毛的 4/5 长。背板Ⅰ的前、后刚毛，纤细光滑，弯曲又稀少，长度中等（18～28μm）；背板Ⅱ～Ⅳ上的刚毛，偏锥形，毛上的细齿几乎很难辨认，长 9～11μm，只有背板Ⅰ刚毛的一半。背板Ⅱ～Ⅳ上均有对背孔。前中内突向后延伸，稍稍超过内突Ⅱ，与横向内突无结合；内突Ⅰ、Ⅱ之间有个结节，不明显。内突Ⅱ不与前中内突混合，它的末端有个小结节，结节中部弯曲。基节刚毛Ⅰ、Ⅱ十分纤细，长度适中（11～17μm），分别嵌入或靠近内突Ⅰ、Ⅱ的后方。基节板Ⅰ、Ⅱ的侧面分别有一个小结节，长有横向内突且形状清晰。内突Ⅲ的垂直方向向基节刚毛Ⅲ延伸，水平方向靠近转节Ⅲ的前末端生长但不超出；内突Ⅲ的中末端，呈下弯曲线。内突中后部的前端开叉，前叉向基节刚毛Ⅲ的方向延伸，后叉向基节刚毛Ⅳ的后方开叉。内突Ⅳ的中部轻微弯曲，向前中内突靠拢，后侧方向基节刚毛Ⅳ延伸。后足体侧板的中后叶，呈圆形，短小。侧尾叶发育良好，有些从背板Ⅲ的后喙突出，且带有一对纤细的尾毛。前足体背板、后足体背板中间及侧面表壳上有零星的褶皱。交配囊，如图 8-2 所示。除了转节，足Ⅰ较足Ⅱ稍长，较足Ⅲ稍短。足Ⅰ～Ⅲ的步行器发育完好；足Ⅰ的爪和足Ⅱ、Ⅲ的对称爪，都很小，爪垫宽大。正如 Suski 1968 年对有关跗线螨雌螨足Ⅰ～Ⅲ的刚毛的描述，跗节Ⅱ上没有刺状刚毛 Taβ；跗节Ⅰ～Ⅲ有 Taγ。足Ⅰ～Ⅲ上股节、膝节、胫节和跗节的刚毛数分别为：足Ⅰ，4-4-8+9；

足Ⅱ，3-3-4-6；足Ⅲ，1+3-4-5。跗节Ⅰ～Ⅲ，各有一根侧末端带刺的刚毛 Tav；跗节Ⅱ、Ⅲ的末端各有一片细小的刺毛。足Ⅰ、足Ⅱ上或多或少有侧毛 Feα，较其余股毛都长，刚毛 Geα 较其他膝毛都长。胫跗节Ⅰ上，靠近胫节处有 3 个感觉器：Tiα，杆状，2～2.5μm；Tiβ，杆状，纤细，3μm；Tiγ，杆状，位置较远，靠近顶端的一半，5μm。背毛 Tiθ 位于感觉器官侧面，较胫跗节长；背感觉器 Taα 长度与 Tiβ 相等，更硬挺、厚实。跗节Ⅱ的感觉器 Taα，大小和形状与足Ⅰ上的相似，周围没有刺毛。跗节Ⅲ长度与胫节Ⅲ类似，背毛 Tap 与跗节一样长；胫节侧末端的刚毛 Tiζ 较跗节长。足Ⅳ上的刚毛相对集中、纤细，长度约是股膝节与胫节Ⅲ的总和，但未到身躯的后侧沿；近顶点段的长度是顶点段的 2 倍；顶点段上末端刚毛的长度近似于足Ⅳ基部；末端刚毛的长度，是近末端刚毛的 2 倍。身躯体长 131～191μm，平均为 159μm；宽69～93μm，平均为 80μm（29 个标本）。

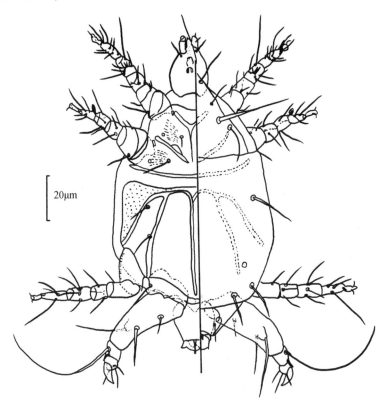

图 8-1　谷跗线螨雌螨腹面（左）和背面（右）

雄螨（图 8-2）：颚体，包括咽和表皮内突，结构与雌螨相似，但不能灵活伸缩进前体背板。背板近似三角形，无明显纹饰，前足体背板上有淡淡的褶皱，边缘难以辨识，长约为宽的 1.4 倍。前侧刚毛约为后侧刚毛的 2 倍长，较后胛毛稍长。前胛毛约为后胛毛的 2 倍长。背板上最长刚毛的长度近似它们的插入点到后足体背板前侧刚毛的距离。后胛毛位于前胛毛后侧，呈横向排列。后足体背板上的前侧毛，光滑稀疏，长度约为后侧刚毛和后中刚毛的 1.4～1.8 倍，这些刚毛上隐约有细齿。后侧刚毛的尖端有 1 对孔，另一对孔在背板下端的侧边，靠近骶骨毛。前正中内突，靠近内突Ⅱ的后方，离横向内突较远。内突Ⅱ近似直线，靠近前正中内突，但不与其混合。基节毛Ⅰ、Ⅱ分别位于内突Ⅰ、Ⅱ的正后方。

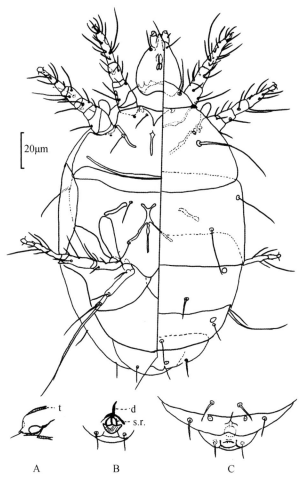

图 8-2　谷跗线螨雄螨腹面（左）和背面（右）

A～C 分别为生殖囊的侧面图、腹面图和背面图。d 为生殖管到卵巢，s.r 为受精囊，t 为背板Ⅳ

基节板Ⅰ、Ⅱ的侧方各有一个小窝，小窝与基节毛之间有条纹纹饰。横向内突也如此。中后内突的末端不分叉。内突Ⅲ的前端与内突Ⅳ混合生长，内突Ⅳ的前端又与中后内突混合；内突Ⅲ、Ⅳ的前端呈弓形，有的很微小，交叉不明显。基节刚毛Ⅲ，位于内突Ⅲ的后方；基节刚毛Ⅳ，位于内突Ⅳ的基点或靠近基点。后足体侧板靠近内突Ⅳ的侧面有零星的斑点。除了转节，足Ⅰ较足Ⅱ稍长，与足Ⅲ差不多长。足Ⅰ～Ⅲ上的爪垫、爪子与雌螨的相似。正如 Suski（1968 年）记载的有关跗线螨雄螨足Ⅰ～Ⅲ刚毛的描述，跗节Ⅱ上没有刺状刚毛 Taβ，这点与雌螨相同；跗节Ⅰ～Ⅲ有 Taγ。足Ⅰ～Ⅲ上股节、膝节、胫节和跗节的刚毛数分别为：足Ⅰ，4-4-8-11；足Ⅱ，3-3-4-6；足Ⅲ，1-3-4-5。与雌螨一样，雄螨足Ⅰ上有 3个感觉器；背胫毛 Tiθ 位于感觉器的末梢。跗节Ⅱ的感觉器 Taα 较长（5μm），头骨形状更明显，无刺状刚毛。胫节Ⅲ的刚毛与雌螨的类似，不粗大也不带刺。跗节Ⅰ～Ⅲ的侧末梢分别有一根刺毛，跗节Ⅱ、Ⅲ的末梢分别有一块细小的刺毛。转节Ⅲ的末端、侧面均有斑点。足Ⅳ纤细适中，较足Ⅲ短。转节的宽略大于长，末端有轻微斑点。股节的长度是宽度的 2/5，外缘呈弓形；内缘近似直线或微凹，无凸缘或凸起；股节侧末端的刚毛光滑，不粗大，长度约为最长侧毛的 2 倍、背毛的 3/4；股节上的背毛，长度与股节相近。胫节感觉器细小，呈杆状；胫节上的触毛稀疏，长度约为股节的 2 倍。跗爪纤细，发育完好，跗毛与跗爪相对。躯体长 113～121μm，平均为 116μm；宽 60～77μm，平均为 64μm（4 个标本）。

幼虫：不详。

2. 加尔各答跗线螨（*Tarsonemus kolkataensis*）

雌螨：颚囊，长度大于宽度。须肢基节上的毛不清晰。颚体的螯角上长有螯针。躯体长度适中。背盾，无纹饰。前背板，向前延伸，呈钩状，刚毛 sce 比 v 长。感器窝长 33μm。感觉器官呈刚毛状。腹部背甲的后缘上似乎没有明显的凹头（图 8-3A、B）。内突 I 不清晰，部分背甲上有转节。内突 II 完全分开生长。内突 IV 互相连接。足 IV 上的基节互不连接，单独生长。足 III 的股节与膝节间的宽度要比其他足的相应分节的宽得多，这些足通常都有典型的钩状爪。股 II 有圆形凸缘。足 IV 的股膝节的长度是宽度的 2 倍（图 8-3C～F）。

雄螨：背板长 116μm（从躯体后端到颚体前端），宽 69μm（最大宽度）。颚体长 23μm，宽 17μm。颚囊长度大于宽度。螯肢短。背板小，刚毛光滑。前足体有 3 对刚毛，呈锥形。盾板顺着颚体向前生长延伸，呈钩形。感器窝不易见，感毛长。腹板有内突（图 8-3G、H）。第一对足上的内突向中间"汇合"，形成 Y 形。第二对足上的后突却互不相连。内突 III 生长延伸至转节 III。内突 IV 发育良好，向足的两边生长，中间区域鲜少。足 I～IV 的长度分别为 85.8μm、99μm、118.8μm、132μm。足节和刚毛：足 IV 的末爪，发育良好。足 II、III 的步行器上有爪（图 8-3I～L）。缘毛长 6.6μm；鞭毛长 33μm。

该螨种与谷跗线螨的不同点在于：

1. 雌螨：相较于谷跗线螨，螨种的前足体刚毛和后半体刚毛更短；螨种跗节 IV 上的鞭状刚毛更长。

2. 雄螨：相较于谷跗线螨，螨种的前胛毛比后胛毛略长，而谷跗线螨的前胛毛是后胛毛的 2 倍；螨种跗节末端爪的长度只有分节的 1/4，而谷跗线螨跗节末端爪的长度却是分节的 1/2。

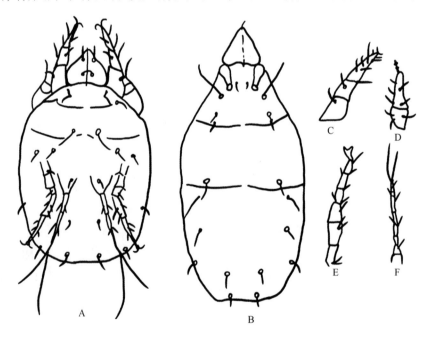

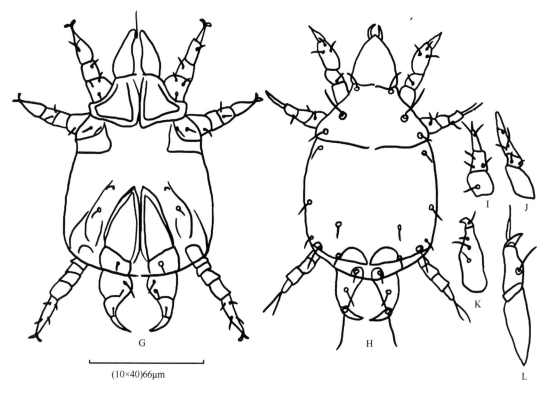

(10×40)66μm

图 8-3　加尔各答跗线螨

A. 雌螨腹面；B. 雌螨背面；C. 雌螨足 I 末端；D. 雌螨足 II 末端；E. 雌螨足 III 末端；F. 雌螨足 IV 末端；G. 雄螨腹面；H. 雄螨背面；I. 雄螨足 I 末端；J. 雄螨足 II 末端；K. 雄螨足 III 末端；L. 雄螨足 IV 末端

第九章　肉食螨总科

肉食螨总科（Cheyletoidea）属于前气门目（Prostigmata）的螨类。根据 Smiley（1970）分为 5 科，即羽管螨科（Syringophlidae）、鸟喙螨科（Harpirhynchidae）、蛇寄螨科（Ophioptidae）、肉食螨科（Cheyletidae）和姬肉食螨科（Cheyletiellida）。其中，肉食螨科螨类见于储藏物谷物、食物、中草药和屋尘等。据文献报道，肉食螨在 124 个国家或地区孳生，其检出率均低于 20%。与其他尘螨主要种类相比，肉食螨的丰度较低。

肉 食 螨 科

Ⅰ. 肉食螨属（*Cheyletus* Latreille，1776）

1. 普通肉食螨（*Cheyletus eruditus*）

雌雄螨结构见图 9-1、图 9-2，异形雌雄螨结构见图 9-3、图 9-4。

2. 特氏肉食螨（*Cheyletus trouessarti*）

雌雄螨结构见图 9-5、图 9-6。

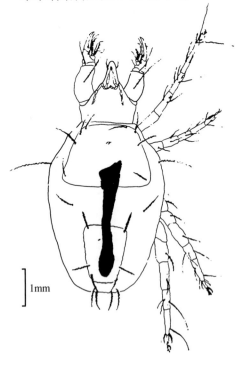

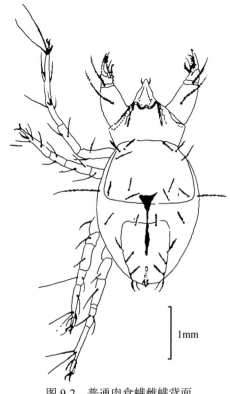

图 9-1　普通肉食螨雄螨背面　　　　　　　　　图 9-2　普通肉食螨雌螨背面

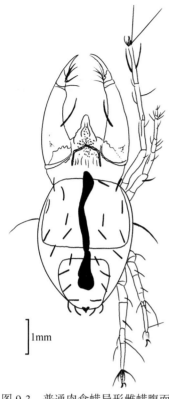

图 9-3　普通肉食螨异形雌螨腹面

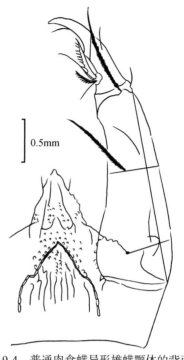

图 9-4　普通肉食螨异形雄螨颚体的背面

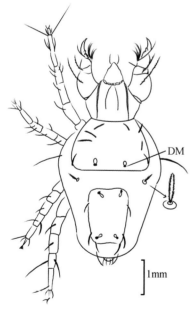

图 9-5　特氏肉食螨雄螨背面

DM 为背中毛

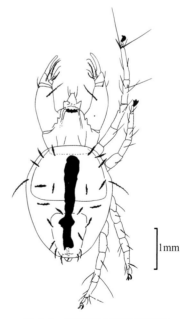

图 9-6　特氏肉食螨雌螨背面

3. 马六甲肉食螨（*Cheyletus malaccensis*）

雌雄螨结构见图 9-7～图 9-9。

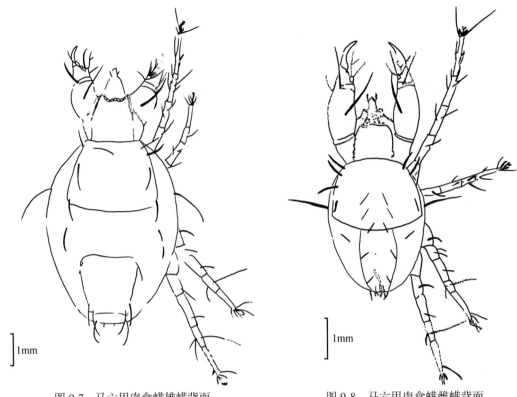

图 9-7　马六甲肉食螨雄螨背面　　　　　　图 9-8　马六甲肉食螨雌螨背面

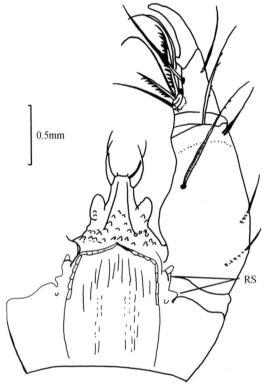

图 9-9　马六甲肉食螨雌螨颚体的背面

RS 为喙齿

Ⅱ. 触足螨属（*Cheletomorpha* Shaw，1794）

鳞翅触足螨（*Cheletomorpha lepidopterum*）

橘黄色雌螨体长 5μm，宽 3～2μm。雄螨体长 450μm 左右，足 I 特长，功能如触角，行动缓慢，须肢腿节外缘极突出，胫爪弯曲，跗节外拱形齿多，内梳状毛末端反曲。足及特长跗节末端尖有一小爪，垫基有短的栉状外刚毛和长而分节的内刚毛。足 I 感棒短而弯曲，外面有一长形栉状支持刚毛（图 9-10、图 9-11）。幼螨结构见图 9-12。

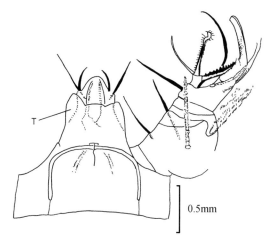

图 9-10　鳞翅触足螨颚体的背面

T 为透明的盖板

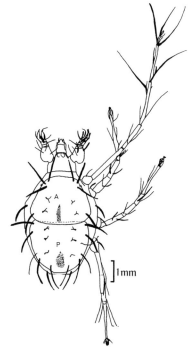

图 9-11　鳞翅触足螨雄螨背面

A. 前背板；P. 后足盾

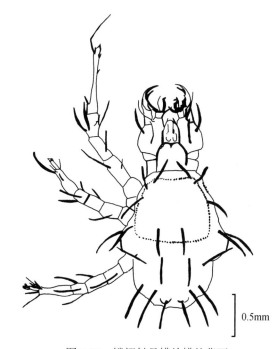

图 9-12　鳞翅触足螨幼螨的背面

第十章 实 验 技 术

一、尘 样 采 集

在室内，可以从空气或沉淀的灰尘中收集样本。灰尘样本相对容易获得，可用于大型流行病学研究或监测变应原暴露，而空气样本采集需要更复杂的设备，并依赖于空气中存在的变应原类型。

对住宅中变应原分布的研究表明，住宅尘螨变应原主要存在于床垫、卧室地板和客厅地板灰尘中。可以用几种不同的方法收集灰尘样本，但有些方法难以实现标准化和重复执行，而且在不同地点测量的变应原水平可能存在很大差异。大多数方法是通过过滤将灰尘收集到有真空吸尘器或带泵的软管容器中。ALK 实验室开发的集尘装置易于使用，它由一个喷嘴组成，喷嘴连接到真空吸尘器软管上，而不是传统的刷子，灰尘被收集到塑料盘（plastic dish）的滤纸上，塑料盘上有一个盖子。然后，就可以将密封的"盒式磁带"储存起来，直到进行分析或邮寄到实验室进行测试。

不同过滤器的收集效率通常受到最小孔径（在 ALK 设备中为 7μm）的限制，因为空气阻力随着收集的灰尘量（可为克数）的增加而增加。因此，低流速的小型手持式机器（小于 800W）不太可能与这些设备配合良好。从指定的区域（通常为 1m²）收集 2 分钟后，从滤纸上去除灰尘并称重，然后在缓冲液（通常为 5%）中提取，从而检测变应原含量。

例如，一项研究在波士顿 200 个家庭中获得变应原样本，在所有这些家庭中都至少有一名 4~64 岁的成员被诊断为哮喘，并在他们目前的住所居住了至少 6 个月。受试者来自哮喘研究队列、波士顿医疗中心哮喘诊所，或经报纸广告或者其他受试者推荐加入研究。采用 3 种主要的沉降粉尘变应原采样方法，以检测几种不同大小粉尘的收集效率。第一种是 Eureka Mighty Mite（EMM），使用 DUSTREAM 收集器收集灰尘。EMM 取决于其地板表面的流速 [600L/min（lpm）]，已被多次用于灰尘采样研究，包括对住房变应原的全国性调查。第二种是 the High Volume Small Surface Sampler（HVS4），它使用了附着在 Nalgene 瓶上的特定喷嘴和旋风集尘器（cyclon）。HVS4 已被用于多项收集灰尘的研究及各种各样灰尘污染物，包括铅、多氯联苯、多环芳香族碳氢化合物、杀虫剂和变应原的收集。The American Society for Testing and Materials（ASTM）描述了一种使用 HVS3 取样地板的方法，这项研究使用了 HVS4，是对 HVS3 稍作了修改，在 8 英寸的水压下，它的流速为每分钟 566~707L/min。第三种是 the American Industrial Hygiene Association（AIHA），它使用 37mm 开放式过滤盒连接到 AirCon2 泵以标称流量 17L/min 运行。实验人员稍微修改了 AIHA 方法，当进行裸地板取样时，在每个盒式磁带的边缘安装一个纸夹使其能够在表面移动而不会被真空吸力固定。

另一项研究从 2010 年持续到 2012 年，取样工作在德国北莱茵-威斯特法伦州（North

Rhine-Westphalia in Germany）的 20 个日托中心进行，从 61 个小组房间、59 个相邻的侧房间、20 个工作人员房间、13 个卧室和 18 个走廊中收集灰尘样本。带有玻璃纤维过滤器的 ALK 集尘盒在恒温恒湿并连接到真空吸尘器上的气候控制室中预先称重，然后在光滑地板的 $0.8m^2$ 面积、地毯的 $0.4m^2$ 面积和软垫家具的 $0.2m^2$ 面积上使用 $0.2m^2$ 的矩形模板进行真空处理并且抽空模板内的空间 1 分钟。在接下来的 3 天内，样本冷冻（$-20℃$）24 小时以消灭螨虫。在气候控制室内调节 24 小时后，称重过滤器上的粉尘负荷。作为参考，3 个过滤器在每次称重时被预先称重并重新称重，这些值被用来计算平均值加上 3 倍的标准差来估计称重的 LOD（0.41mg/过滤器），灰尘含量低于 LOD（limit of detection）的过滤器被排除在研究之外。将带有地板灰尘的过滤器用 15ml 含 0.05% Tween 20 的磷酸盐缓冲液（PBS）提取，并在室温下旋转提取 1 小时。所有提取液 3000g 离心 15min，上清液$-80℃$等量保存至检测。

还有一些研究，例如：①使用灰尘收集器从有宠物的家庭床垫（n=29）中收集 38 个灰尘样本。在这些家庭中，收集一些来自不同房间的不同床的灰尘样本，在床单下面 $1\sim2m^2$ 面积以标准化的方式用真空吸尘器吸尘 $2\sim3$ 分钟，抽样工作于 2008 年 5 月和 6 月（春季）进行。收集器被密封并在室温下保存大约 2 周，直到进一步处理。②在 3 周的时间内，从美国康涅狄格州丹伯里市（Danbury，CT）的 18 个房屋中获得已制备的粉尘提取物，除非另有说明，否则提取物在硼酸盐缓冲液（BBS）中筛分 5%（2ml 中 100mg）并保存$-20℃$直至检测。从美国新奥尔良的 44 个房屋中采集 132 个房屋灰尘样本，并制备 5% 的粉尘提取物。为研究 50% 甘油在测定中的作用，室内灰尘在 50% 甘油/BBS 中提取，并在 50% 甘油/PBS 或单独 PBS 中稀释。③研究人群包括波罗的海哥特兰岛（island of Gotland in the Baltic Sea）的 393 名瑞典农民，从他们的床垫和客厅地毯上收集灰尘样本，让农民使用他们自己的带有新吸尘袋的真空吸尘器去吸尘 $1m^2$ 面积 2 分钟，将单独的过滤袋插入每个取样点的真空吸尘器入口管中。受试者被建议前 14 天不要用吸尘器收集床垫和地毯上的灰尘，之后再收集，收集后，将过滤袋密封在塑料袋中并储存在$-20℃$直至取出，然后按照早期所述方法制备灰尘样本，即通过 300μm 的筛网筛分，在含 0.1% Tween 20 的 PBS 中提取 $50\sim100mg$ 的细颗粒物（1/20 w/v），然后将提取物离心，收集上清液并储存在$-20℃$直到分析变应原含量。④2010 年 4 月至 2011 年 3 月，每月在医院环境中从 8 个样本地点（会议室、图书馆的 6 块地毯和 2 间值班室的床垫）随机收集样本。在每个场地的 $1m^2$ 面积进行真空吸尘 1 分钟，然后将真空吸尘器中的每个灰尘样本全部刷入塑料袋中进行分析。从每个样本中分离出 0.1g，并加入到 1ml PBS 中，悬浮液倒入 45μm 孔的过滤器中，过滤器上残留的物质用细胞培养皿漂洗计数。按上述方法收集并提取额外的灰尘样本，酶联免疫吸附试验（ELISA）测定 Der p1 和 Der p2 的浓度，倒置相差显微镜计数，螨浓度表示为每克粉尘中螨的数量，为了正确识别和计数螨虫，在落射光显微镜（epi-illumination microscope）下用 25 号针头手工取出螨虫，然后浸入显微镜载玻片上的聚乙烯醇溶液并盖上盖玻片。⑤从澳大利亚悉尼的 16 个家庭的地毯上取样，所有的地毯都至少已使用 5 年。同一操作人员使用相同的取样设备，地毯的每个区域只取样一次，采用真空取样方法采集尘样，使用一个改进的配有 2 个锥形尼龙袋，每个喷嘴系列面积在 $55m^2$ 的手持式真空吸尘器，第 1 袋孔径为 500μm 的尼龙袋作为预过滤器，第 2 袋孔径为 25μm 的尼龙袋用于收集细颗粒物。抽真空采集 4 个不相邻的 $0.25m^2$ 的区域，在 1 分钟内采样 $1m^2$ 的区域，测量第 2 袋收集的可吸入颗粒物的重量，用 1ml BSA/PBST 洗脱 50mg 可吸入颗粒物，提取变应原，提取液经 800g 离心 10min 后澄清。⑥收集儿童床和卧室地板上尘螨变应原的基线数据，在基线访问期间采样起居室地板，随访期间（6 个月和 12 个月），在这 3 个地点收集灰尘样本。所有样本通过使用真空吸尘器在采样表面 1m² 的模板内真空采集 4 分钟。

对室内尘螨变应原进行空气取样的频率低于粉尘取样，这可能是因为空气取样所需的设备和时间成本在大型研究中可能会受到限制。已证明是变应原来源的粪便颗粒的空气动力学直径为 10～40μm，并从空气中迅速沉降。因此，空气采样可能只在家庭活动期间有用，如房屋清洁，而且测量空气中螨虫变应原来源的灰尘库很可能是目前可能的最准确和一致的测量方法。

二、分 离 培 养

1969 年美国学者 Larson 等进行了尘螨培养实验，通过狗粮进行培养，这种狗粮是一种经过改良的肉馅饼，成分包括牛肉副产品、牛肉、蔬菜、干奶皮、维生素和矿物质等。1970 年 Sasa 等想出一种经济实用的培养法，使用实验室用喂养大鼠和小鼠的动物饲料，在温度为 25～28℃的条件下控制饲料的含水率为 12%，经培养，从 100g 饲料中可以获得 1～3g 湿重状态下的粉尘螨。1971 年美国学者 Hall 等使用从干头发上采集的皮肤鳞屑与弗莱施曼干酵母颗粒搭配，在 25℃相对湿度 80%的条件下培养粉尘螨。

尘螨培养具体的实验方法：

（1）以四胺鱼粉状饲料为培养基，将四胺薄片在 60℃下加热 3 小时杀死预先存在的螨和昆虫。操作前先用 125μm 筛网筛选。为了提供最大的表面积，将一层直径小于 125μm 的薄颗粒与少量薄片一起放入锥形瓶中，作为螨类的培养基。将小瓶中的发酵剂接种到 1L 的锥形瓶中，然后盖上两层纸巾以保持通风，并在烧瓶开口处用密封胶带密封以防止其他螨虫和昆虫的污染。这些培养物适宜生长在年平均温度 30℃、平均相对湿度 80%的自然环境中。在培养约 4 周时收集螨。在体视显微镜下观察培养，随机取培养的螨，常规光镜检查，确定螨群纯度。螨培养物通过一系列 500μm 和 125μm 的筛网进行分离，使用机械振动筛振动约 20 分钟。直径大于 120μm 的螨被转移到改良的漏斗中，该漏斗由 5 层纱布组成，并连接至 15ml 离心管。将 60W 的电灯泡放在离培养基 15cm 处照射 4 小时，培养基中的大部分螨会通过纱布爬入试管。取下纱布后，用小软刷将残留在漏斗中的螨虫扫入管中。纯化后的螨在–80℃保存使用。

（2）螨虫饲料由狗粮、小麦胚芽、鱼干、干酵母提取物和明胶组成，比例为 10∶10∶3∶2∶1（w/w）。将狗粮磨成粉，过筛后加热至 70℃持续 0.5 小时，螨虫在表面积为 25cm²、容量为 70ml 的 IWAKI 组织培养瓶中培养。在加湿器中使用饱和氯化钠溶液，在（25±1）℃的空调房中保持恒定湿度为 75%。

（3）实验前，将螨从标准饲养饲料中去除，喂食用研钵和杵碾碎的 DDF（棕色的玉米粒）进行营养适应。螨虫在表面积为 25cm² 的 IWAKI 组织培养瓶中培养。在加湿器中使用饱和氯化钾溶液来保持恒定的 85%相对湿度（RH），同时空调暗室保持在（25±1）℃。

（4）螨培养于干燥酵母产品和预先从电动剃须刀上提取的人类脱脂皮肤鳞屑 1∶1 的混

合物中，培养物在种群增长达到最大值后（4~8）周收集。螨在丙酮气体中被杀死，培养物在干燥器中干燥。螨密度为 20~50/mg。培养物（25g）通过 212μm 的 Endcott 筛网，在筛网上保留 15%~25% 的重量作为附着颗粒和介质（晒过的螨）的黏聚体。在饱和氯化钠水溶液中使用分离漏斗进行浮选，在室温下进行 5 次，每次间隔 1 小时，然后螨被全玻璃微孔过滤器连接到吸水泵上吸干水分。用显微镜检查小于 2%（*v/v*）的污染碎片。

（5）用 15ml 玻璃瓶培养螨，培养基由人的头发和弗莱施曼活性干颗粒酵母组成。毛发可增加培养面积，酵母则作为螨的营养物质。用肥皂清洗从理发店收集来的头发，剪短，在 70~80℃ 下干燥 6~8 小时，然后放入培养瓶中。加入少量干酵母后，在 75% RH 下平衡培养 24 小时，然后接种类似菌体的螨虫。用卡扣塑料圈固定住的卷烟纸来限制螨虫，并使之能够在培养环境和湿度室环境之间进行气体交换。培养物被保存在通过饱和氯化钠使湿度保持在 75% RH 的封闭的干燥器中，干燥器每 2 周通风一次，并根据需要在培养物中添加酵母，这种培养需持续几年。

将螨虫与室内灰尘分离是任何屋尘螨生物学及控制调查的常规和重要组成部分。如果提取的螨虫要保留下来以便准确鉴定，则需要将它们转移到载玻片上，在显微镜下进行观察。

有一种新颖、快速将螨虫转移到载玻片上永久保存的方法，操作如下：从乳酸悬浮的灰尘样本中提取螨虫，然后通过一个高质量的巴斯德移液管（Pasteur pipette）将其放入装有几滴蒸馏水的表面皿中。当螨虫从样本中被提取出来后，多余的灰尘颗粒通过一个尖端直径小于最小螨虫的移液管从表面皿中除去，然后将表面皿在-20℃ 的冷冻室中放置 20 分钟。将玻璃载玻片（76mm×26mm×1mm）涂上一层薄薄的硅胶然后晾干。将表面皿从冰箱中取出，用拇指轻轻按压冰块边缘，将包含螨虫的冰块分离，然后将冰块凸面朝上放置在载玻片上。所有残留在表面皿里的螨虫都用貂毛刷转移到载玻片上。把载玻片放在一个加热板上，直到所有的水都蒸发掉。使用硅胶涂层通过提供疏水表面来防止载玻片边缘的水和螨虫溢出。滴一滴水溶性固定介质（Heinze PVA 或氯醛胶）到载玻片上，用细玻璃棒轻轻搅动以分散螨虫。放置适当大小的盖玻片并加入固定介质封固。

螨虫的比重为 1.1，而饱和氯化钠溶液的比重为 1.2，利用该原理可以使螨虫漂浮于溶液之上从而达到从饲料中分离螨虫的目的，此方法为饱和食盐水浮游法。除了这个方法以外，还有直接镜检法、水膜镜检法、振筛分离法、电热集螨法、光照驱螨法、避光爬附法、背光钻孔法和食料诱捕法等分离方法。此外，还有白炽灯光照分离法，此法可以分离活螨；筛网水洗法，可以获得较高的回收率；改进的食盐水离心分离法可以从培养饲料中成批分离螨虫。

采用 95% 乙醇悬浮法，从培养基（含有毛发和酵母）中选择性地分离出螨类物质（螨体和螨的排泄物）。颗粒培养物不溶于乙醇，密度大于螨和螨类物质，这一事实为该技术提供了物理基础。将含有成熟螨群的培养瓶的内容物浸在 95% 乙醇中，置于 10mm×15mm 的培养皿中。通过周期性搅拌使螨料在乙醇中悬浮，通过体视显微镜观察悬浮螨和螨的排泄物并将其吸走，完成了纯螨材料的选择性收集。该吸液装置由巴斯德吸管通过橡胶管与真空瓶连接组成，巴斯德吸管的底部被 400 目不锈钢覆盖，所以当屏蔽端被插入到通向真空烧瓶的聚乙烯塑管中且酒精流入烧瓶时，它就会吸走螨料。吸液时要注意保持吸管的真空度和深度，以便只去除悬浮的螨料而不是培养基。收集的螨料干燥后置于五氧化二磷

（P_2O_5）中保存。

还可以用真空吸尘器回收灰尘，从每个真空吸尘器袋中称出 0.1g 的灰尘样本，并将其分开放入 125ml 的烧杯中。加入 5 滴 Dynasoap 107 和 30ml 饱和氯化钠溶液，搅拌使灰尘样本湿润。将烧杯放入含有 200ml 水的超声波清洗机中 20 分钟，悬浮液以 2000r/min 离心，在 9min 内逐渐减速。将上清液倒入 44μm（325 目）的筛中，保存螨并且丢弃上清液。在 30ml 水中重悬，加入 1 滴 1%结晶紫溶液，搅拌，将它们再次聚集在 44μm 筛上，然后冲进计数室。计数后，将一些标本装入聚乙烯醇培养基中进行鉴定。如果能够进一步回收螨，则用同样的方法再次处理离心管中的剩余灰尘。

螨虫的分离培养对螨虫的研究而言是不可或缺的一步，尘螨分离技术历经数十年发展，尽管学者提出了不少方法，但都不够系统。而且，针对幼螨的批量分离方法还未见报道。同时，高效、快速、环保和低成本也将是分离法发展的方向。

三、标本制作与保存

理想情况下，从灰尘样本中收集到的所有尘螨都要进行清洗、清洁，并封装在载玻片上，然后在显微镜下观察。玻片标本分为临时玻片标本和永久玻片标本，从灰尘中分离尘螨制作永久标本更有价值，因为这样可以对标本鉴定进行核查和再次检查，如在欧洲发现了粉尘螨的共存种群及其亲缘螨种微角尘螨。永久标本也有利于后续更详细地研究尘螨种群结构及进行其他因素分析。

在制片过程中，首先要清除覆盖于螨体或者附着于螨体或足上的污物。在体视显微镜下，用零号毛笔从螨群饲养盒中挑取所需的螨，把螨体放在浸渍液里，用零号毛笔或者针灸针轻轻拨动使污物沉于浸渍液底部，再把清洁螨体挑出。

在标本制作的各个环节中一定要注意保持尘螨的完整，尤其是尘螨的背毛、腹毛及足上刚毛等，这些都是鉴定的重要依据。

取两张干净的载玻片，一张滴 1 滴蒸馏水，另一张滴 1 滴霍氏封固液（Hoyer's medium，配方：蒸馏水 50ml、水合氯醛 200g、阿拉伯树胶 30g、甘油 20ml）。将标本放在平皿内置于体视显微镜下，用针灸针将清洗好的螨转移到加霍氏封固液的载玻片上，调整姿态使螨的四肢伸展，腹部向上，然后缓慢盖上盖玻片，放在 60W 白炽灯上烘烤或放在自然光下静置一段时间，直到盖玻片周围溢出的霍氏封固液变成微白色，然后用记号笔在载玻片底面、螨体周围画圈标出螨体位置，并写明采集标签。

将灰尘样本中的尘螨一个一个分别放在载玻片上是一件很枯燥的事情。为了避免这种情况，一种可大量制片的方法诞生了，这种方法通过一次操作就可以完成 200～300 只螨的制片。在表面皿中用水将螨冻住，然后将冰转移到载玻片上，而载玻片上涂有硅酮溶液，然后使其干燥，在加热板上蒸发水分，最后以常规方法盖上盖玻片并封好。将制好的玻片用标签纸做好标记，标明样本来源、制片日期、制片人等信息，将玻片置于阴凉处，1 周后放于烘箱中 40℃烘 24 小时，取出，用指甲油封片待鉴定。永久玻片标本要存放在干燥处，或者长期保存在烘箱中，防止玻片受潮。

参 考 文 献

崔玉宝，2004. 尘螨的生物学、生态学与流行概况. 国外医学（寄生虫病分册），（6）：277-281.

洪晓月，2012. 农业螨类学. 北京：中国农业出版社.

江镇涛，1992. 粉螨科（Acaridae）一新种记述（蜱螨亚纲：真螨目）. 南昌大学学报（理科版），（3）：239-242，253.

兰清秀，2010. 福建食用菌螨类调查及菅原毛绥螨个体发育形态学研究. 福州：福建农林大学.

林萱，阮启错，林进福，等，2000. 福建省储藏物螨类调查. 粮食储藏，29（6）：13-17.

陆云华，1997. 粉螨属中国一新纪录种——薄粉螨. 河池师专学报（理科），（2）：55-57.

裴伟，海凌超，廖桂福，等，2009. 粉尘螨和屋尘螨饲养及分离技术研究进展. 中国病原生物学杂志，4（8）：633-635.

沈莲，孙劲旅，陈军，2010. 家庭致敏螨类概述. 昆虫知识，47（6）：1264-1269.

沈兆鹏，1986. 粉螨亚目. 商业部四川粮食储藏科学研究所，（1）：22-28.

王斌，2009. 居室螨类的生态学研究. 南昌：南昌大学.

温廷桓，1981. 多毛螨属属征的修订（真螨目：列螨科）. 昆虫分类学报，（2）：155-156.

温廷桓，2009. 尘螨的起源. 国际医学寄生虫病杂志，36（5）：307-314.

吴子毅，罗佳，徐霞，等，福建地区房舍螨类调查. 中国媒介生物学及控制杂志，19（5）：446-450.

于静淼，孙劲旅，尹佳，等，2014. 北京地区尘螨过敏患者家庭螨类调查. 中华临床免疫和变态反应杂志，28（3）：188-194.

张宗福，江建国，曾慧文，1994. 粉螨科二新种（蜱螨亚纲）. 昆虫学报，（3）：374-377.

赵学影，赵振富，孙新，等，2013. 谷跗线螨扫描电镜的形态学观察. 中国人兽共患病学报，29（3）：248-252，261.

朱志民，夏斌，余丽萍，等，1999. 粉螨总科的形态特征及分类学研究概况. 江西植保，（4）：33-34.

Abdel-Salam BK, 2012. Seasonal population of *Acarus siro* mites and effects of their faeces on allergenic immunological disorder modulated by garlic in albino rat. Allergol Immunopathol（Madr），40（3）：144-151.

Archibaldo BG, Neide G, 1986. *Dermatophagoides* sp. n. nova especie deacaro piroglifideo encontrada no brasil, em poeira domiciliary. Med Inst Oswaldo Cruz, Rio de Janeiro, 81（2）：241-244.

Arlian LG, Bernstein IL, Gallagher JS, 1982. The prevalence of house dust mites, *Dermatophagoides* spp, and associated environmental conditions in homes in Ohio. J Allergy Clin Immunol, 69（6）：527-532.

Arlian LG, Bernstein IL, Johnson CL, et al, 1979. A technique for separation of house dust mites（Acari：Pyroglyphidae）from culture media. J Med Entomol, 16（2）：128-132.

Aygeun O, Yaman M, Durmaz H, 2007. A survey on occurrence of *Tyrophagus putrescentiae*（Acari：Acaridae）in Surk, a traditional Turkish dairy product. J Food Eng, 78（3）：878-881.

Barbosa MF, O'Connor BM, Moraes GJ, 2016. A new species of *Thyreophagus*（Acari：Acaridae）from Brazil, with notes on species associated with stored food and human habitats and a key to species of this genus. Zootaxa, 4088（2）：279-291.

Binotti RS, Oliveira CH, Santos JC, et al, 2005. Survey of Acarin fauna in dust samplings of curtains in the city of Campinas, Brazil. Braz J Biol, 65（1）: 25-28.

Bochkov AV, O'Connor BM, 2004. Phylogeny, taxonomy and biology of mites of the genera Chelacheles. Invertebrate Systematics, 18（5）: 547-592.

Bongers MGH, O'Connor BM, Lukoschus FS, 1985. Morphology and ontogeny of histiostomatid mites（Acari: Astigmata）associated with cattle dung in the Netherlands. Zoologische Verhandelingen, 223（1）: 1-56.

Boström S, Johansson E, Härfast B, et al, 1997. Characterization of the mite fauna（Acari）in Swedish barn dust. Int J Acarol, 23（2）, 127-132.

Catanghal RA, Paller VG, 2012. Mite fauna and mite antigen detection in house dust found in residential areas in Los Baños, Laguna, Philippines. Southeast Asian J Trop Med Public Health, 43（5）: 1114-1121.

Colloff MJ, 1998. Taxonomy and identification of dust mites. Allergy, 53（48 Suppl）: 7-12.

Cunnington AM, Lind P, Spieksma FT, 1987. Taxonomic and immunochemical identification of two house dust mites *Dermatophagoides farinae* and *Dermatophagoides microceras*. J Allergy Clin Immunol, 79（2）: 410-411.

Donel G, Dogan S, 2013. Two new mite species of the genus Raphignathus Dugés（Acari: Raphignathidae）from Turkey. Turk J Zool, 37（2）: 179-183.

Dusbábek F, Cuervo N, de la Cruz J, 1982. *Dermatophagoides siboney* SP. N. （Acarina: Pyroglyphidae）a new house dust mite from Cuba. Acarologia, 3（1）: 55-62.

Eliopoulos PA, Papadoulis GT, 2001. New records of mites（Acari: Cheyletidae）from stored products with description of a new species in Greece. Inter J Acarol, 27（1）: 29-33.

Fain A, 1979. Geographical and ecological distribution of mites of the family pyroglyphidae（Astingmata）. Budapest: Proceedings of the 4th International Congress of Acarology: 263-265.

Fain A, 2001. Bochkov AV. A review of the genus *Cheyletus* Latreille, 1776（Acari: Cheyletidae）. Entomlolgie, 71: 83-114.

Fain A, Andre VB, 2003. Observations on the pyroglyphidae（Acari: Astigmata）with description of a new genus and species from cygnus melanocoryphus（moline）（Aves: Anatidae）. Internal J Acarol, 29（2）: 123-126.

Fain A, Cunnington AM, Spieksma FT, 1969. *Malayoglyphus intermedius* n. g., n. sp., a new mite from house dust in Singapore and Djakarta（Pyroglyphidae: Sarcoptiformes）. Acarologia, 11（1）: 121-126.

Fain A, Guerin B, Hart BJ, 1990. Mites and allergic disease. Paris, France: Allerbio .

Fain A, Johnston D, 1973. *Euroglyphus*（Gymnoclyphus Osu）new speicies from barn floor in USA（Acarina: Pyroglyphidae, Sarcoptiformes）. Bull Ann Soc R Belg Ent, 109: 131-134.

Fain A, Knuelle W, Wurst E, 2000. First description of the hypotial stage of *Thyreophagus* entomophagus （Laboulbene, 1852）（Acari, Acaridae）. Bulletin S. R. B. E. /K. B. V. E, 136（7-12）: 153-156.

Fain A, Nadchatram M, 1980. New house dust mites from Malaysia. 1. Two new species of *Austroglycyphagus* Fain and Lowry, 1974（Astigmata: Glycyphagidae）. Internat J Acarol, 6（1）: 1-8.

Fain A, Oshima S, Jemh BV, 1974. *Hirstia domicola* n. sp. from house dust in Japan and Surinam（Acarina: Sarcoptiformes, Pyroglyphidae）. Jap J Sanit Zool, 25（3）: 197-203

Fain A, Rosa A, 1982. Pyroglyphid mites from nests of sparrows passer *domesticus* L.,1758,in Brasil. Rev Brasil Biol, 42（2）: 317-320.

Fain A, van Bronswijk JE, 1973. On a new species of *Dermatophagoides*（*D. neotropicalis*）from house dust, producing both normal and heteromorphic males（Sarcoptiformes: Pyroglyphidae）. Acarologia, 15（1）: 181-187.

Fainl A, Nadchatram M, 1980. New house dust mites from Malaysia 1. Two new species of Austroglycyphagus Fain & Lowry, 1974 (As11gmata: Glycyphagidae). Inter J Acarol, 6 (1), 744-751.

Fan QH, Yin XM, 2000. The genus Raphignathus (Acari: Raphignathidae) from China. Systematic & Applied Acarology, 5: 83-98.

Fariba Ardeshir, 2017. Cheyletid mites (Acari: Trombidiformes) in stored grains in Iran. Persian J Acarol, 6 (1): 11-24.

Feldman Muhsam B, Mumcuoglu Y, Osterovich T, 1985. A survey of house dust mites (Acari: Pyroglyphidae and Cheyletidae) in Israel. J Med Entomol, 22 (6): 663-669.

Furumizo, Tsutomu R, 1973. The biology and ecology of the house-dust mite *Dermatophagoides farinae* Hughes, 1961 (Acarina: Pyroglyphidae). Riverside: University of California, Riverside, 135-143.

Galvão AB, Guitton N, 1986. *Dermatophagoides deanei* sp. n. nova especie de Acaro pigoglifideo encontrada no Brasil. Em poeira domiciliar. Mem Inst Oswaldo Cruz, 81 (2): 241-544.

Gerson U, 1994. The Australian Cheyletidae (Acari: Prostigmata). Invertebrate Taxonomy, 8 (2): 435-447.

Gerson U, Capua S, 1982. Allometric variation in *Rhizoglyphus robini* Claparè de(Acari: Astigmata: Acaridae). Israel J Entomol, 16: 69-72.

Griffiths DA, Atyeo WT, Norton RA, et al, 1990. The idiosomal chaetotaxy of astigmatid mites. J Zool, 220 (1): 1-32.

Griffiths DA, Cunnington AM, 1971. *Dermatophagoides microceras* sp. n. : A description and comparison with its sibling species, *D. farinae* Hughes, 1971. J Stored Prod Res, 7 (1): 1-14.

Hallas TE, Solberg H, 1989. Mites of stored hay on the Faroe Islands north Atlantic Ocean Acari. Ent Meddr, 57 (3): 151-155.

Hart BJ, Fain A, 1988. Morphological and biological studies of medically important house-dust mites. Acarologia, 29 (3): 285-295.

Horn TB, Ferla JJ, Körbes JH, et al, 2017. Two new genera of Pyroglyphid mites, Tuccioglyphus and Marioglyphus, with a key to genera of the World (Acari: Pyroglyphidae). Zootaxa, 4244 (3): 301-320.

Hosoya H, Kugoh T, 1954. On the new records of *Gohieria fusca* (Oudemans, 1903) from patched bean flour and suger in Japan. Medical Entomology and Zoology, 5 (3-4): 154-156.

Klimov PB, Tolstikov AV, 2011. Acaroid mites of Northern and Eastern Asia (Acari: Acaroidea). Acarina, 19 (2): 252-264.

Li C, Jiang Y, Guo W, et al, 2015. Morphologic features of *Sancassania berlesei*(Acari: Astigmata: Acaridae), a common mite of stored products in China. Nutr Hosp, 31 (4): 1641-1646.

Lindquist EE, 1972. A new species of tarsonemus from stored grain (Acarina: Tarsonemidae). Canadian Entomologist, 104 (11): 1699-1708.

Lynch CA, 1989. Two new species of the genus *Tyrophagus* (Acari: Acaridae). J Zool, 219 (4): 545-567.

Malainual N, Vichyanond P, Phan-Urai P, 1995. House dust mite fauna in Thailand. Clin Exp Allergy, 25 (6): 554-560.

Mario VV, Robert LS, 1994. A new species of Hughesiella(Acari: Astigmata, Pyroglyphidae)from Costa Rica. Int J Acarol, 20 (2): 123-131.

Mehl R, 1998. Occurrence of mites in Norway and the rest of Scandinavia. Allergy, 53 (48 Suppl): 28-35.

Mironov SV, Proctor HC, Barreto M, et al, 2007. New genera and species of feather mites of the family Gabuciniidae (Astigmata: Pterolichoidea) from New World raptors (Aves: Falconiformes). Can Entomol,

139（6）：757-777.

Molhave L，Schneider T，Kjaergaard SK，2000. House dust in seven Danish offices. Atmos Environ，34（28）：4767-4779.

Morgan MS，Vyszenski-Moher DL，Arlian LG，2015. Population growth and allergen content of cultured *Euroglyphus maynei* house dust mites. Int Arch Allergy Immunol，166（4）：267-272.

Mueller DK，Kelley PJ，Vanryckeghem AR，2006. Mold mites *Tyrophagus putrescentiae*（Shrank）in stored products. Psocids，Mites，and Other Contaminants，1117-1122.

Mumcuoglu KY，Lutsky I，1990. A prevalence survey of poultry house mites in Israel. Acarologia，31（1）：51-56.

Norton RA，1998. Morphological evidence for the evolutionary origin of Astigmata（Acari：Acariformes）. Exp Appl Acarol，22：559-594.

Podder S，Biswas H，Gupta SK，2009. Life-cycle of house dust mite *Dermatophagoides pteronyssinus*（Acari：Pyrogylphidae）under laboratory conditions in Kolkata Metropolis. Acarina，17（2）：239-242.

Podder S，Gupta SK，Saha GK，2009. Description of two new species of dust mites from Kolkata，India. Proc Zool Soc，62（1）：45-49.

Portus M，Gomez MS，1980. *Thyreophagus gallegoi* a new mite from flour and house dust in Spain（Acaridae，asrcoptiformes）. Acarologia，21（3-4）：477-481.

Qayyum HA，Chaudhri WM，1997. Description of new mites of the genus Cheletomorpha Oudemans（Acarina：Cheyletidae）from Pakistan. Pak J Zool，9（1）：71-77.

Racewicz M，2001. House dust mites（Acari：Pyroglyphidae）in the cities of Gdańsk and Gdynia（northern Poland）. Ann Agric Environ Med，8（1）：33-38.

Rajski A，Staszewska I，1976. Masowy pojaw roztocza *Sancassania berlesei*（Michael）w warunkach przemysłowego tuczu kurczat [Mass appearance of *Sancassania berlesei*（Michael）mites under conditions of industrial chicken fattening]. Wiad Parazytol，22（2）：165-175.

Robertson PL，1959. A revision of the genus *Tyrophagus*，with a discussion on its taxonomic position in the Acarina. Aust J Zool，7（2）：146-182.

Sánchez-Ramos I，Alvarez-Alfageme F，Castañera P，2007. Reproduction，longevity and life table parameters of *Tyrophagus neiswanderi*（Acari：Acaridae）at constant temperatures. Exp Appl Acarol，43（3）：213-226.

Sandner H，Wasylik A，1973. The mites of the sparrow nests and the danger of infestation of Grannaries by them. Ekol Pol，21：323-338.

Sarwar ZM，Bashir MH，Khan BS，et al，2013. Description of two new species of genus Caloglyphus Berlese（Acari：Acaridae）from Pakistan. Pakistan J Zool，45（1）：101-106.

Shamshad A，Sarwar Rahi M，Chaudhri WM，1988. Three new mite species of the family Cheyletidae from Pakistan. Florida Entomologist，71（1）：1-7.

Siebers R，Weinstein P，Fitzharris P，et al，1999. House-dust mite and cat allergens in the Antarctic. Lancet，353（9168）：1942.

Solarz K，1998. The allergenic acarofauna of house dust from dwellings，hospitals，libraries and institutes in Upper Silesia（Poland）. Ann Agric Environ Med，5（1）：73-85.

Solarz K，2001. Risk of exposure to house dust pyroglyphid mites in Poland. Ann Agric Environ Med，8（1）：11-24.

Solarz K，2010. Temporal changes in the composition of house-dust-mite fauna in Poland. Acta Zoologica

Cracoviensia. Ser B Invertebrata，53（1-2）: 39-64.

Solarz K, Szilman P, Szilman E, 2004. Occupational exposure to allergenic mites in a Polish zoo. Annals of Agricultural and Environmental Medicine: AAEM, 11（1）: 27-33.

Solarz, 2001. Risk of exposure to house dust pyroglyphid mites in Poland. Ann Agric Environ Med, 8（1）: 11-24.

Spieksma FT, 1973. *Malayoglyphus carmelitus* n. sp., a new mite from dust from a house on Mount Carmel（Pyroglyphidae: Sarcoptiformes）. Acarologia, 5（1）: 171-180.

Strauss U, Human H, Crewe RM, et al, 2010. The first report of storage mites, *Caloglyphus hughesi*（Acaridae）on laboratory-reared Aethina tumida Murray（Coleoptera: Nitidulidae）in South Africa. African Entomology, 18（2）: 379-382.

Sun JL, Shen L, Chen J, et al, 2013. Species diversity of house dust mites in Beijing, China. J Med Entomol, 50（1）: 31-36.

Tareev VN, Dubinina EV, 1985. O faune pyleobitaiushchikh kleshcheĭ Primor'ia［Fauna of dust-dwelling mites in the Maritime Territory］. Parazitologiia, 19（1）: 27-31.

Thomas WR, 2010. Geography of house dust mite allergens. Asian Pac J Allergy Immunol, 28（4）: 211-224.

Timms S, Ferro DN, Emberson RM, 1981. General biology and nomenclature of *Sancassania berlesei*（Michael）. Acarologia, 22（4）: 385-390.

Vargas MV, Smiley RL, 2009. A new species of *Hughesiella*（Acari: Astigmata, Pyroglyphidae）from Costa Rica. Interal J Acarol, 20（2）: 123.

Warner A, Boström S, Möller C, et al, 1999. Mite fauna in the home and sensitivity to house-dust and storage mites. Allergy, 54（7）: 681-690.

Wongsathuaythong S, 1971. House mites and allergic bronchial asthma. J Med Assoc Thai, 54（6）: 411-413.

Wongsathuaythong S, Lakshana P, 1972. House-dust mite survey in Bangkok and other provinces in Thailand. J Med Assoc Thai, 55（5）: 272-286.

Yi FC, Chen JY, Chee KK, et al, 2009. Dust mite infestation of flour samples. Allergy, 64（12）: 1788-1789.

Yu JM, Luo QH, Sun JL, et al, 2015. Diversity of house dust mite species in Xishuangbanna Dai, a tropical rainforest region in Southwest China. Biomed Res Int, 2015: 421716.

Žďárková, Eva, 1967. Stored food mites in Czechoslovakia. J Stored Prod Res, 3（2）: 155-175.

Zhang ZQ, 2012. New Zealand records of *Carpoglyphus lactis*（Acari: Carpoglyphidae）. Systematic & Applied Acarology, 17（2）: 239-240.

索　　引

A

Acarus farris　小粗脚粉螨　90

Acarus gracilis　薄粉螨　94

Acarus immobilis　静粉螨　93

Acarus nidicolous　巢粉螨　97

Acarus siro　粗脚粉螨　88

Aleuroglyphus ovatus　椭圆食粉螨　127

Aleuroglyphus　食粉螨属　127

Austroglycyphagus geniculatus　膝澳食甜螨　171

Austroglyeyphagus kualalumpurensis　吉隆坡澳食甜螨　170

Austroglyeyphagus malaysiensis　马来澳食甜螨　168

B

Blomia tropicalis　热带无爪螨　176

C

Carpoglyphus lactis　甜果螨　181

Cheletomorpha lepidopterum　鳞翅触足螨　193

Cheyletus eruditus　普通肉食螨　190

Cheyletus malaccensis　马六甲肉食螨　191

Cheyletus trouessarti　特氏肉食螨　190

Chortoglyphus arcuatus　拱殖嗜渣螨　173

Ctenogiyphus canestrinii　卡氏栉毛螨　160

Ctenoglyphus plumiger　羽栉毛螨　160

D

Dermatophagoidinae　尘螨亚科　53

Dermatophagoides　尘螨属　61

Dermatophagoides anisopoda　差足尘螨　76

Dermatophagoides aureliani　奥氏尘螨　68

Dermatophagoides deanei　迪氏尘螨　83

Dermatophagoides evansi　伊氏尘螨　67

Dermatophagoides farinae　粉尘螨　76

Dermatophagoides microceras　微角尘螨　81

Dermatophagoides neotropicalis　新热带尘螨　72

Dermatophagoides pteronyssinus　屋尘螨　63

Dermatophagoides rwandae　卢氏尘螨　72

Dermatophagoides sclerovestibulatus　谢氏尘螨　70

Dermatophagoides siboney　丝泊尘螨　79

Dermatophagoides simplex　简尘螨　74

E

Euroglyphus　嗜霉螨属　50

Euroglyphus maynei　梅氏嗜霉螨　50

G

Gymnoglyphus　裸尘螨属　52

Glycyphagus domesticus　家食甜螨　156

Glycyphagus ornatus　隆头食甜螨　157

Glycyphagus privatus　隐秘食甜螨　160

Gohieria fusca　棕脊足螨　163

Gtenoglyphus palmifer　棕栉毛螨　162

Gymnoglyphus longior　长裸尘螨　52

H

Hirstia　多毛螨属　57

Hirstia chelidonis　凯利多毛螨　57

Hirstia domicola　舍多毛螨　57

Hughesiella　休尘螨属　43

Hughesiella africana　非洲休尘螨　43

Hughesiella valerioi　瓦氏休尘螨　44

L

Lepidoglyphus destructor　害嗜鳞螨　153

Lepidoglyphus fustifer　棍嗜鳞螨　153

Lepidoglyphus michaeli　米氏嗜鳞螨　153

M

Malayoglyphus　马尘螨属　59

Malayoglyphus carmelitus　卡美马尘螨　59

Malayoglyphus intermedius　间马尘螨　59

Mycetoglyphus　嗜菌螨属　126

Mycetoglyphus fungivorus　菌食嗜菌螨　126

P

Pyroglyphidae　麦食螨科　37

Pyroglyphinae　麦食螨亚科　41

Pyroglyphus　麦食螨属　41

Pyroglyphus morlani　摩氏麦食螨　41

R

Rhizoglyphus　根螨属　130

Rhizoglyphus echinopus　刺足根螨　133

Rhizoglyphus robini　罗宾根螨　131

S

Sancassania　生卡螨属　135

Sancassania berlesei　伯氏生卡螨　135

Sancassania oudemansi　奥氏生卡螨　138

Sturnophagoides　椋尘螨属　54

Sturnophagoides bakeri　贝氏椋尘螨　55

Sturnophagoides brasiliensis　巴西椋尘螨　55

Sturnophagoides petrochelidonis　岩燕椋尘螨　57

Suidasia medanensis　棉兰皱皮螨　143

Suidasia nesbitti　纳氏皱皮螨　146

T

Tarsonemus granarius　谷跗线螨　185

Tarsonemus kolkataensis　加尔各答跗线螨　188

Thyreophagus entomophagus　食虫狭螨　183

Thyreophagus gallegoi　伽拉狭螨　141

Trophagus longior　长食酪螨　105

Tyroborus　嗜酪螨属　121

Tyroborus lini　线嗜酪螨　121

Tyroborus miripes　异嗜酪螨　122

Tyroborus ueckermanni　乌嗜酪螨　117

Tyrolichus　向酪螨属　117

Tyrolichus casei　干向酪螨　117

Tyrophagus　食酪螨属　97

Tyrophagus formicetorum　福食酪螨　114

Tyrophagus neiswanderi　瓜食酪螨　100

Tyrophagus palmarum　阔食酪螨　114

Tyrophagus perniciosus　尘食酪螨　114

Tyrophagus putrescentiae　腐食酪螨　98

Tyrophagus robertsonae　罗食酪螨　103

Tyrophagus savasi　萨食酪螨　103

Tyrophagus similis　似食酪螨　112

Tyrophagus tropicus　热带食酪螨　109